「発達障害」と言いたがる人たち

【大活字版】

香山リカ

はじめに――もしかして、私もそうかも

「片づけられない私」「空気が読めない私」

ここ7、8年ほど、診察室に時折こう訴える人たちがやって来るようになった。多くは女性だ。

「私、発達障害なんじゃないでしょうか。たぶん注意欠陥障害（ADD）か注意欠如・多動性障害（ADHD）だと思います。あ、コミュニケーションも苦手だから、アスペルガー症候群の可能性もあるかもしれません」

最初の頃は私も、「子どものうちには見逃され、おとなになってからはっきりする発達障害も多いらしい。この人もその可能性が高いのではないか」と考えて、問診を進

めていた。

精神科医の市橋秀夫氏は、論文で「わが国ではADD／ADHDの児童期受診率は低く、成人になって受診に至るケースが多い」と述べている。なぜなら、この人たちは「社会人となってから時間管理、正確さと速度、同時並行作業や情報の綿密性を要求されて事例化すると考えられる」からと言う（「注意欠如性障害者の生きにくさの源泉―社会・文化的枠組みからの考察―」『精神科治療学』第25巻07号　2010年7月）。その女性たちもそうなのだろうか、と私も考えたのだ。

診察を始めるとすぐに、彼女たちにははっきりした受診のきっかけがあることがわかる。はじめの頃は、彼女たちの多くは米国のカウンセラーであり自らもADHDだというサリ・ソルデンが書いた『片づけられない女たち』（WAVE出版〈2000年〉）というベストセラー本を読んでいた。「整理整頓が苦手な人はADDやADHDの可能性がある」というこの本を読んだり、その内容を紹介するテレビ番組を見たりして「私もそうかも」と来院した、というのだ。

同書は、従来は子どものみに見られ、かつ男性が大半を占めると考えられていたADHDに、実は「女性の成人型」が少なくない、とわかりやすく解説した本である。原書は1995年にアメリカで出ており、そのタイトルはシンプルに『Women with Attention Deficit Disorder』（直訳すると「ADDの女性たち」）なのだが、邦訳版が出るにあたって、中で取り上げられている「部屋の整理が苦手である」という特徴に焦点をあてた『片づけられない女たち』というタイトルがつけられた。これが日本でベストセラーになった大きな理由と考えられる。

また、この本について取り上げるテレビ番組の中には、同じ発達障害の中に「知的には問題はないが〝空気〟が読めず、一つのことにこだわりが強いこと」を特徴とする「アスペルガー症候群」というタイプもある、とあわせて紹介することも少なくないようだった。外来を受診した女性たちは、それらを目にして「自分のことではないか」と思い込み、診断を求めて来院したのだ。

この「成人型のADHD」は診断ガイドラインが確立しているわけではないので、

子ども時代の様子なども振り返ってもらいながら話を聴くと、学校時代はとくに問題もなかったどころか、あるいは優等生や生徒会長だったという人がほとんどだった。

では、その「片づけられない」というのがどの程度なのかと尋ねても、「もう春なのにまだ冬物のコートが出しっぱなし」「家族で食事をした食器を翌日まで洗わない」など、さほど深刻ではないことがわかる。「書類をすぐに提出できずに溜まってしまう」といった仕事上の支障について語る人もいるが、それでも会社勤めを続けていたり、中には役職に就いていたりするところを見ると、「どちらかといえば苦手」という程度なのではないか。

診察の範囲では、この人たちにはＡＤＤ、ＡＤＨＤ、アスペルガー症候群などと診断されるような発達の障害は感じられず、むしろ何ごとも完璧にしないと気がすまない、理想の自分でないと許せない、という完璧主義的な性格が問題であるように思われた。

「障害がない」と言われて失望する女性たち

ところが、その先が問題なのだ。

「私は発達障害についての専門的知識は乏しいので、絶対に正しい診断とは言えませんが」と断ったうえで、「あなたには何らかの発達上の問題があるとは思えません」と告げると、これまで経験した限りではすべての女性は失望の表情を見せたのだ。

「えっ、そうなんですか。私、ADDじゃないんですか。アスペルガーでもない？ そうか……」

最初はその失望の意味がよくわからなかった。「障害の可能性は低い」と言われて、なぜがっかりするのだろうと不思議に思っていた。

しかし、何人かに話を聴くうちに、「なるほど」とそのわけがわかった。やや厳しい言い方をすれば、彼女たちは自分が思うどおりに整理整頓や書類の提出ができないのは、「自分のやる気や性格のせいではなくて、障害のせい」と思いたがっているようなのだ。

「じゃ先生。私が〝片づけられない〟のは何のせいなんですか？　病気や障害じゃないとしたら、やっぱり私がだらしないからだとおっしゃりたいのですか？」と怒り出す人もいた。

私は彼女たちに、「あなたのお話を聴いていると、〝片づけられない〟のもそれほどの深刻さじゃないじゃないですか。そもそもあなたは働きすぎですよ。それくらい忙しい毎日なら、掃除や整理整頓ができなくてもムリはないです。少しゆっくりしてください。片づけは後回しにしてもいいじゃないですか」などと、「がんばりすぎ」や完璧主義にこそ問題があることを指摘するようにした。それで納得してくれる人もいれば、それでも中には「セカンドオピニオンを受けたいので、発達障害の専門医を紹介してほしい」と希望する人もいた。

もしかするとこの人たちは、「そうです。あなたは成人型のＡＤＨＤです。あなたの悩みのすべてはこの障害を持つがゆえです」と告げられるまで、延々とドクターショッピングを続けるのかもしれない。

必ずしもそうではないのに、「あなたは発達障害です」と言ってほしい人たちがいる。「私、発達障害なんだって」と言いたい人たちがいる。そういう人たちの存在に気づき、私はこの本を書くことにした。

誤解を避けるために言っておくと、私は、実際に発達障害と診断を受けながら生活している人たちやその家族、その医療に携わる人たちや支援する人たちを批判するつもりはまったくない。つまり、これは「発達障害そのもの」について論じた本ではない、ということだ。

では、何かというと、ここまで述べたようにその可能性は低いのに「私は発達障害かも」と思う人が増えているという、医療の問題というより社会的な現象について取り上げ、その原因などを考えてみたい、というのが本書の目的だ。簡単に言えば、「発達障害を取り巻く社会」についての一考察、それがこの本だ。

ただ、その議論を進めるためにも、発達障害そのものについても若干の説明が必要なのは言うまでもない。そこには当然、現代の精神医療が抱える問題も関係してくる。そのあたりを踏まえて、以下を読み進めていただければ幸いである。

また、本書であげているのは、実際の臨床例ではなく、これまでお目にかかった人たちの特徴から構成した架空の事例であることもお伝えしておきたい。

２０１８年６月

精神科医　香山リカ

#「発達障害」と言いたがる人たち　目次

1章

増加する「おとなの発達障害」
――発達障害か、ただの個性か。生きづらさの正体を求めて

2章

発達障害はなぜわかりにくいのか
――「ふつうの人」か「発達障害」か

3章

そもそも、発達障害とは何か

——発達障害は育て方やしつけが原因ではない

4章

発達障害が活躍する時代が来る？
——拡大する「発達障害ビジネス」

5章

過剰診断という悩ましい問題
——世間の望みと医療者が抱えるジレンマ

6章

発達障害はどこへ向かうのか
——私たちは、どう向き合い、どう考え、どう対処すればよいか

1章

増加する「おとなの発達障害」

――発達障害か、ただの個性か。生きづらさの正体を求めて

「誰にでもありがちな悩み」「性格の問題」が、実は発達障害？

おとなになってから「私も発達障害なのではないか」と気づいて診察室を訪れる人たちが増えている、という話は「はじめに」でもした。もちろん、それまで気づかれずに学校時代を経て就職や結婚をしたということは、万が一、そうだったとしても「ごく軽度の発達障害」ということになるだろう。具体的にどんな人たちがやって来るのだろうか。

ここで、さらに二人の実例をあげてみよう。なお、「はじめに」でも述べたように、これは実際の患者さんのケースをそのまま記しているのではなく、私がこれまで相談を受けた何人もの方から聞いたエピソードをつなぎ合わせて構成したものだ。

また「発達障害」「アスペルガー症候群」など、おそらく読者の皆さんが聞いたことはあるが、定義はよくわからない、という言葉も出てくるが、その詳しい説明は2章にゆずる。まずは、最近増加する「おとなの発達障害」の現実がどういうものなのか、一緒に見ていただきたい。あなたの身近にも近い例があるかもしれないし、もしかしたら、あなた自身に当てはまることかもしれない。

サクラさん（34歳、女性）

サクラさんは典型的な夜型人間。昔から朝が苦手で、夜遅くなると元気が出てきてネットを見たり週刊誌を読んだりしているうちに午前2時、3時と時間が経っていき、それからようやく眠りにつくと当然のことながら朝は起きられず学校に遅刻……という繰り返しだった。

それでも大学を卒業して地元の会社に勤めたのだが、どうしても朝、起きられず半年ほどで辞めてしまった。それからは短期のアルバイト生活を続けている。実家暮らしなのでそれほど生活費はかからないのだが、稼いだお金はなんとなく使ってしまい、貯金はまったくできない。

それに何より困っているのは、部屋の片づけができないことだ。ネットが好きなサクラさんは「お買い得」「限定商品」という言葉に弱く、ついクリックして買ってしまう。また「無料でお送りします」といったサービスにも飛びついてしまう。そうやって手に入れたものの中には不要なもの、ハズレだったものもたくさんあるが、「いつか使うかも」と思うと捨てられない。結果的に部屋は、そういった〝いらないもの〟であふれてしまうことになる。

片づけたい、という気持ちはあるので、さらにさまざまな収納グッズを買ってしまう。「捨てて減らす」ことはできなくても、まずはスッキリさせようと収納ボックスやポケットがたくさんついたバッグを買ったりするのだ。

しかし、買ってもそこにいるもの、不要なものを分けて収納すること自体が苦手なので、結局はなんでも押し込むことになり、収拾がつかなくなる。ハッと気づくと足の踏み場もない状況になっているが、「ここまで来たら時間が十分にあるときに一気に片づけるしか手はない」と思うと、さらに片づける意欲がなくなる。

バイト生活を続けるのもマズいと思い立ち、ハローワークに行って目に入った事務の求人に応募したら運よく採用され、再就職したこともあった。今回こそは遅刻しないようにとそこだけは守れたのだが、他の人が絶対やらないようなケアレスミスを繰り返してしまい、メモを取れと言われてもそのメモを忘れてしまったりする。次第に上司からの信頼は失われ、だんだん気持ちもうつっぽくなっていったが、逆にイライラして大声をあげたり泣き出したりしてしまうこともあり、結局、半年ほどで辞めてしまった。

恋人はそれなりにいつもいるのだが、相手もフリーターだったり不倫だったりすることが多く、結婚といった将来の話ができない。仕事やお金のことなどで気持ちが落ち込んできたときに衝動的に会ってホテルに行く、という感じ。

親は「仕事はどうするんだ。結婚は」などとうるさく聞いてくるが、「ちゃんと考えてるんだから黙ってて！」と言い返してしまい、ずっと険悪な状態が続いている。

ぼんやりと「私ってうつ病なのかな」と思っていたが、ネットで「仕事が続かない人のブログ」を読んでいたら、自分と同じような人が病院に行ったら「あなたは発達障害のＡＤＨＤ（注意欠如・多動性障害）ですね」と言われた、とあって「もしかして私もそうかも」と考えるようになった。

この違和感、生きづらさの原因が知りたい

ミノリさん（37歳、女性）

ミノリさんは夫のことで悩んでいる。

ミノリさんは32歳のときに同僚の男性と結婚した。それまであまり恋愛経験もなく、「もしかしたら結婚できないかも」と悩んでいたので、隣の部署と合同の飲み会でメールアドレスを交換した男性と何度かメール交換をしている中で「つき合いませんか」

と言われて、あっさりとOKした。その男性と2回、食事に行き、誘われるがままにホテルに行ったら、なんと予定外の妊娠。それを男性に伝えたら「結婚しましょう」ということになり、とんとん拍子で結婚に至ったのだ。燃え上がるような恋愛感情はなかったが、まじめそうな人だし不潔感もないし、「まあ結婚ってこんなものかな」と思った。何よりこのチャンスを逃したら、結婚や出産の機会もなさそうなので断る選択肢はない、と考えたのが正直なところだ。

ところが、一緒に生活を始めてみると、夫にはいろいろ変わった点があることがわかった。それを列挙すると次のようになる。

・やたらと一人になりたがる
・誕生日や結婚記念日にプレゼントなどがまったくない
・出産には立ち会ってくれたが、子どもにも妻である自分にも興味を持ってないように感じた

・自分の感情をくみとってくれない
・「子どもをお風呂に入れて」などと言うとやってくれるが、自分から子育てに参加しない
・食事のときはこのお皿と箸でなければ、などやたらこだわりが強い
・病気など大変なときにそばにいてくれず、外出してしまう
・食事をしているときやテレビを見ているときに急にキレる
・ネットやゲームに没頭していることがよくある
・自分の実家の家族とのつき合いを嫌がる

まじめに仕事には行くし、暴力や浮気などもない。給料の管理も妻である自分にまかせてくれる。でも、結婚生活にあたたかみといったものがまったくないのだ。

夫婦生活いわゆるセックスの関係はあるのだが、それも「毎週〇曜日」など判で押したように同じ日に同じ手順で行われ、「愛された」という感じがまったくしない。

友人にグチをこぼすと「ちゃんと働いてくれればそれでいいじゃない」「ウチなんて逆に夫が私にまとわりつきすぎてウルさくて仕方ない」などと言われるが、ミノリさんは「何かが違う」と思っていた。

そんなときたまたま『旦那（アキラ）さんはアスペルガー　奥（ツナ）さんはカサンドラ』（野波ツナ著、コスミック出版）というマンガを見つけ、発達障害の一つに自閉症性障害というのがあって、さらにその中に「アスペルガー」と呼ばれるタイプがあるのを知り、さらにその妻は「カサンドラ症候群」（アスペルガー症候群の人の身近な人の心身が不調になる二次障害）に陥ることもあると知って、「これだ！」と気づいたのだ。

サクラさんもミノリさんやその夫も、従来の意味での「心の病」とは違う。従来の「心の病」はたとえば幻聴、妄想といった現実離れした現象を体験したり、「気持ちが落ち込んで死にたい」といったはっきりしたうつ症状、「電車に乗ると息苦しくなって降りてしまう」といったわかりやすいパニック症状などが起きたりしていた。

ところが、サクラさん、ミノリさんやその夫には、それらのわかりやすい症状はない。

その悩みは「仕事が長続きしない」「片づけが苦手」あるいは「夫とわかり合っている感じがしない」など、「性格の問題では」とか「誰にでもあることでは」と思われかねないものだ。

その「誰にでもありがちな悩み」「性格の問題」に対して、サクラさんはADHD、ミノリさんの夫はアスペルガー症候群という「発達障害」ではないか、と気づいたのだ。

ただ、もしその「発達障害」であるにしても、それはごく軽度だろう。サクラさんもミノリさんの夫も、学校を卒業して会社にも就職できているのだ。とくにミノリさんの夫はいまでも大きな問題もなく勤務を続けている。

これまで「心の病」は、その人がそれが原因で社会生活を円滑に続けられなくなったときにはじめて治療の対象とすることになっていた。うつ病で仕事が続けられない、生きているのもつらいとなれば治療したほうがよいが、「私の場合、仕事しなくてもお金はあるし問題ない」と言われれば、それを強制的に治療することはない、と多くの精神科医は考えている。

その基準で言えば、サクラさんも実家にいてときどきバイトはしているわけだし、ミノリさんの夫は正社員だし、急いで治療する必要のある病はない、ということになる。

しかし、二人とも「何かがおかしい」と考え、「生きづらい」とは思っている。そしてその背景に「軽い発達障害があるのでは」と気づいたのだ。

さて、このようなケースの人が精神科のクリニックに来たときに、医者はどうするか。

「そうです。あなたは発達障害です。すぐに治療して治しましょう」と言うだろうか。それは違う。発達障害であったとしても、いまのところ「すぐに治せる」ような治療法はないからだ。

また医者の中にも、「それは発達障害です」とその診断をすぐにつける人と、「とくに発達障害と考えなくてもいいのではないでしょうか。まあ個性でしょう」とその診断を簡単につけない人とがいる。つまり、医者側の見解も統一されているとは言えない。

それでも、「私（や家族）は発達障害かも」と考えて精神科を受診する人、とくにおとなの中でそう考えて診断を希望する人が激増しているのは事実なのだ。

なぜ理系人間におとなの発達障害が多いのか？

文系人間が全員原始人に見える

おとなになってから発達障害に気づかれるのは、女性ばかりではない。

ビジネスパーソンがよく読む週刊誌の「大学特集」に、「理系はやっぱり損」と題したレポートが載った。内容を要約すると、「理系のほうが文系より就職に有利と言われるが、職場での理系出身者の評判は、『実際の仕事では使えない』『コミュニケーション能力や事務処理能力が低い』と非常に低い」というものだ。

レポートに「理系人間」として登場する「東京大学理学部大学院を卒業してメーカーに勤めるAさん（38歳）」の言葉を、実際の記事から引用しよう。

「大学院では気象学の研究室にいて、巨大計算機を何台も使って天気予報の精度を上げる研究をしていました。それはそれで面白かったのですが、何か新しいチャレンジがしたくて就職試験を受けたら合格した。」

「配属は意外にも営業部門でした。もちろん周囲の先輩はほとんど文系出身で、あまりにも住んでいる世界が違うと思った。いちばんの違和感は、『この人たちは唯物論で生きていない』ということでした。理系の人間はモノとモノの関係性でこの世界を把握しようとします。たとえば人間だって、頭の中に脳という物質があり、脳内の化学物質のかたよりや濃度差によって性格が変わるという認識です。だから何か問題があった時、まずは人間を含めたシステムやルールのどこに問題があったかを最初に考えるんです。

でも文系は違う。脳内物質ではなく、『周囲の評判』によって人間を規定しようとする。何か問題があった時は『誰が悪いか』ばかり気にして、その人の人間性を批判して、それ以上の原因究明をしない。この人たちは言葉の世界の中だけで生きている。もっと言えば『言葉があればモノが存在すると錯覚している』と思いました。ハッキリ言って、自然科学を知らなすぎる。会社に入って、周りの先輩が全員原始人に見えました。」（『週刊現代』、2012年3月17日号）

コミュニケーション能力に欠ける。実際の仕事では使えない

しかし、このAさんに対する上司や同僚の評判は芳しくないようだ。「コミュニケーション能力が低い」「話していると面白いところもあるが、実際の仕事では使えない」

と言われているのだという。

Ａさん自身もその点については自覚していて、「もちろん自分のコミュニケーション能力に問題があることも自覚しています。なかでも欠けているのは、『駆け引きする力』。ウソも方便とか、貸し借りで仕事するとか、そういうことがまったくできない。あと、他人の噂話とかにまったく興味がなくて。飲み会に参加しても、周囲を喜ばせるような話ができません。物理の話ならできるんですが……」と冷静に自己分析を加えている。しかし、ここまでわかっていても自分を周囲にあわせることができず、職場では〝浮いた存在〟になってしまうのだ。

そして、職場やまわりの人たちに適応できないことには困惑しながらも、Ａさんには「自分のほうが正しい」という確信や優越感もあるようだ。もう一度だけＡさんの言葉を引こう。

「文系が支配する社会は危ないと、原発事故を見て改めて思いました。危険性を認識しない文系が原発を政治的に利用して、あんな目に遭った。理系であれば原発の恐ろしさをきちんと理論立てて説明できるから、パニックにもならない。文系が『言葉』だけで回す世の中は、やっぱり未熟だと私は思います。」

精神医療の知識がある人なら、このAさんを説明するには「理系人間」という単語より、「自閉症心性を持った人」あるいは「アスペルガー症候群の傾向がみられる人」という言葉のほうがより適切であることがすぐにわかるだろう。

アスペルガー社員を生かす取り組み

同じくビジネスの世界で広く読まれている別の週刊誌では、その名もズバリ、「アスペルガー社員生かす━会社ぐるみで仕事を支援」という記事を掲載した（『AERA』、2012年3月19日号）。

この記事では、アスペルガー症候群の社員を支援する「AS（注・アスペルガー症候群）向上会」という取り組みを行うＩＴ企業を実名で取り上げながら、精神医学者である加藤進昌氏の解説を加えている。その企業では少なくともその診断を受けた社員が４名おり、役員以下約60人の社員全員がそのことを知っているのだという。「ＡＳ向上会」では疑いのある社員たちに受診やデイケアへの参加を勧めながら、社内でもランチミーティングなどを開き、上司らとのトラブルの事例報告や原因、対処法の検討などをリーダー役が音頭を取りながら行う。同社の幹部は、「もともとは国立大学や大学院を出て能力がある人たちです。うつ病の社員のケアは最近進んでいますが、ＡＳにもきちんと向き合うことが、本人も幸せになるし、会社の全体の業績アップにもつながると信じています」と語る。

また、その記事ではアスペルガー症候群を始めとする発達障害の人たち専門の人材派遣会社も取り上げられている。３カ月から半年の職業訓練を修了した人たちの就職率は75％と高く、企業の障害者枠だけでなく、一般枠で採用される人もいるのだという。その会社の社長は、社会や職場の側が「高速化」「頻繁で高度なコミュニケーションを要求」と変化してきており、それがさらに発達障害の傾向を持つ人たちを生きにくく、働きにくくしている、と語る。もちろんそれも間違いではないが、一方で先に紹介した企業のように、発達障害を持つ人が自分の診断名を名乗り、職場でケアを受けられるシステムを作るところもあるなど、障害を排除せずに包摂しようとする動きも出てきていることは事実であろう。実際に「イイトコサガシ」など成人の発達障害当事者のグループも数多く作られ、活発に活動を行っている。

「グレーゾーンの人たち」にケアは必要か？

とはいえ、先の記事で紹介した「理系人間Aさん」と、後の記事の「AS向上会」では決定的な違いもある。後者はすでに診断が確定し、医療あるいは福祉のケアの対象となっている人たちであるが、前者は違う。見る人が見れば「アスペルガーっぽい」

ということになるだろうが、本人にはその自覚はなく、いまだ医療や福祉には接続されていない。ただ、職場ではまわりから浮いてはいるものの、それなりに優秀な面も認められており、いますぐ何らかのケアを要しているわけではなさそうだ。

いわば「グレーゾーンの人たち」であるが、この人たちに対して、あえて医療機関の受診を勧めたり、デイケアなどへの通所を促したりする必要はあるのだろうか。

「自閉症と非自閉症のグレーゾーン」という言い方をすると、その領域は一気に広がる。たとえば最近、ネットの世界の人気スラングに「コミュ障」というのがある。これは「コミュニケーション障害」の略であり、一般的に使われている説明を見ると、「人とまともに話すことができない、極度の人見知り、対人恐怖症など。長年引きこもり生活が続くと発症しやすいとも、コミュ障の人は引きこもりになりやすいとも言われる」とあるので、精神医学的に考えれば社会不安障害、回避性人格障害、そしてアスペルガー症候群などの広汎性発達障害と診断される可能性がある人たちと言えるだろう。

ただ、この「コミュ障」の人たちは必ずしも一切の社会生活から退却しているわけではなく、学生だったりアルバイトに従事していたりする場合も少なくない。さらには苦手なのは「生身の人間との対面コミュニケーション」なので、ネットを介すればやり取りも可能で、中にはオンラインの株取引などで大きな利益を上げている人もいるようだ。

一般の人たちもようやくネットに触れられるようになった1998年、精神科医の小此木啓吾氏は早くも現在のような事態を予測している。

「精神分析では、1対1の人間関係を二者関係『2』、父・母・子の三者関係を『3』という比喩で表す伝統があるが、この意味では、『人間＋半人間（機械）0・5＝1・5』というかかわりが、われわれ現代人の心のあり方を規定する時代を迎えている。」（『日本医師会雑誌』第119巻第9号〈1998〉）

そして、この「1・5のかかわり」を好む人たちの特徴を、次のように言い当てている。

「かつてスキゾイドといわれた心性に近いが、必ずしもそれだけではない。これらの人々は、必ずしも心が貧困な引きこもり状態にいるとは限らない。かつてミンコフスキーが『豊かな自閉』と呼んだように、むしろ1・5のかかわりのなかでは、豊かな情報と交流をもちながら暮らしている。（中略）

やがては、人と人との直接のかかわりをもつことなしに、コンピュータを介してだけの世の中とのかかわりによって暮らす新しい人種が誕生する可能性がある。」

つまり、現在から約20年前に小此木氏は、いま「アスペルガー症候群と正常心理とのグレーゾーン」とか「コミュ障」と称されるようなあり方を、かなり肯定的あるいは希望的にとらえていた可能性があるのだ。これは小此木氏だけに限らず、ネット黎明期の当時の社会的な雰囲気を反映するものでもあるのだろう。

ところが、ここまで紹介してきたように、ネットの発展は予想を超えたものであったにもかかわらず、「アスペルガーのグレーゾーン」にしても「コミュ障」にしても「1・5のかかわり」だけで完結してしまいがちな人たちは、必ずしも「新しい人類」

などとされて賞賛の対象にはなっていない。「まわりに適応できない理系人間をどうするか」「つらいコミュ障を克服するには」などメディアの取り上げ方も、これを問題視し、乗り越えるべきものとして扱っている。

社会学者の宮台真司氏は、「1・5のかかわり」を好む心性を持つ人たちに共通して見られる「疑心暗鬼」という心理の危険性を指摘し、それが深刻な社会問題を生んでいる、と厳しく批判する。宮台氏の言葉から引用しよう。

「例えば以前、文京区・音羽の幼児殺害事件が起こった時に、僕はそのあとインターネットに多くの人たちは匿名の危険・匿名性の危険を見出すけれども、そうではなく、実は『疑心暗鬼の危険の方が大きいんだ』とずっと申し上げてきたんですね。つまりオフラインと言うか、面と向かってのコミュニケーションとは別に『裏で悪口流しているじゃないか』とか『裏であるいは自分だけ連絡を回さないでハブにしようとしているのでは』という疑心暗鬼が、まず子供たちに広がった。あっという間に親に広がった。今から10年ぐらい、あるいはそれ以上前の段階なんですね。
そういう意味で言えば、例えば僕に言わせると、オフラインにおける信頼醸成のノウハウが分からない人間たちが、インターネットにハマってしまうがために、疑心暗鬼になってしまうんですね。
その意味で言えば、インターネットがどうのこうのよりも、我々のコミュニケーションの作法の稚拙化が背景にあって、インターネットによる疑心暗鬼化で、ますますインターネットを頼るみたいなことになっていくっていうね。本当に愚昧な悪循環が起きているような気がしますよね。そういう意味では、インターネットのアーキテクチャや機能に問題を帰属させるような態度そのものが、頭の悪さ、あるいは日本的な頭の悪さの現れだというふうに思いますよね。」（「インフラとしての近代はネットが可能にした」、『NEWSポストセブン』、2012年2月5日）
現時点では、「コミュ障」は必ずしも〝新しい人類〟として社会からも歓迎されていないし、本人たちも快適には暮らせてはいない。

だからこそ、「私が『コミュ障』なのは、発達障害の結果ではないか」と、すがるように診断を求める人もいるのではないか。

2章

発達障害はなぜわかりにくいのか

――「ふつうの人」か「発達障害」か

発達障害はわかりにくい

改めて、「発達障害」。

この言葉を聞いたことがない人はいないだろう。

そして、「最近なんだかよく聞くようになった」という人も多いのではないだろうか。

NHKは2017年、「発達障害プロジェクト」を立ち上げ、NHKスペシャルや人気番組「あさイチ」、ETVの福祉系番組などでこの「発達障害」について取り上げたり、専用のウェブサイトで多くの情報を発信したりしている。

そのNHKの専用サイトでは、「発達障害」をこう説明している。

「発達障害とは、生まれつきの脳機能の発達のアンバランスさ・凸凹《でこぼこ》によって、社会生活に困難が発生する障害のことです」

この説明自体ややわかりにくいかもしれないが、ここで目につくのは次の二つだろう。

まず、発達障害とは「社会生活に困難が発生する障害」だということ。そう言われると、こう思う人がいるのではないだろうか。

「私も朝が苦手で遅刻が多くて怒られてばかりだから、社会生活に困難が発生してると言えるかも。じゃ、私も発達障害なの⁉」

そういう人は、先ほどの文章の「生まれつきの脳機能の発達のアンバランスさ・凸凹」という点を見てほしい。

「朝が苦手で遅刻が多い」という人は、おそらく夜ふかしの習慣があるとか深酒をしてしまうとか意思が弱いとか、別の理由でそうなっているのではないか。発達障害が経験している「社会生活の困難」は、そういった生活習慣の問題や性格の問題によって起きるのではなくて、「生まれつきの脳機能の問題」によって起きるのだ。

ただ、こう言われても、「その『社会生活の困難』って具体的にはどんなもの？」

「その原因になる『脳機能の問題』ってなに？」と、発達障害についてのわからなさは残るだろう。

そう、発達障害は「わかりにくい」のだ。

そして実は、この発達障害についてのわかりにくさは、当事者（本人）にとってだけではなく、私たちのような精神科医にとっても同じなのだ。

「えー、専門家がわからない、なんて困る！　発達障害かもしれないと思ったら精神科に行って診断を受けましょう、とテレビでも言ってるじゃない！」という声が聞こえてきそうだが、「精神科医にとっても発達障害はわかりにくい」というのが正直なところなのだ。

では、どうして発達障害は専門家にとってもわかりにくいのか。専門家が不勉強だからか。それは違う、と言いたい。ちょっと言い訳めいてしまうが、わかりにくさには理由があるのだ。

発達障害、わかりにくさの理由

理由の一つ目は、発達障害の定義や種類についての分類や診断の方法が時代とともに変化し、まだ「これが最終結論」と落ち着いていないということだ。

世界の精神科医がいちばんよく使う診断のガイドラインは、アメリカ精神医学会が作成した「精神障害の診断と統計マニュアル」だ。これは十数年に一度、改訂され、現在は第5版が出ている。その英語名「Diagnostic and Statistical Manual of Mental Disorders」の第5版だから、頭文字を取って「DSM－5」と略されることが多い（では、第4版は「DSM－4」だったかというと、実はこれは「DSM－IV」とローマ数字を使っていたのだ。なぜ第5版から「5」とアラビア数字を使うようになったのかは、よくわからない）。

このDSM－5では、発達障害に関してそれまでのガイドラインからかなりの変更があった。具体的にはまたあとから説明するが、これまで使われていた診断名が消えたり、項目（症状）が変わったりしたのだ。そして、これがアメリカ精神医学会の最終的な結論とはとても思えない。いつか「ＤＳＭ－６」が出るときには、また変更が加えられる可能性もある。

これを、精神科医にとってではなく、本人や家族の立場で考えるとどうなるだろう。極端に言えば、いまの精神科を受診して「あなたは発達障害です」と診断された人が、10年後にもし新しいガイドラインが出たら、「これで診断すると発達障害とは言えません」となる可能性もないとは言えない、ということだ。「なんていい加減な」と思うかもしれないが、これが胃がんや貧血のように内視鏡や血液検査で目で見たり、検査データが数字で出たりする体の病気と違う点だ。

もちろん、発達障害をはじめとする精神科の疾患でも、なるべく客観的に診断をつけるために、最近は「バイオマーカー」による診断に注目が集まっている。

「バイオマーカー」とは、血液検査、尿検査などをして調べることができる値やＣＴ、

MRIなどの画像診断などの所見で、その障害や疾患の診断や重症度の判定に役立つものを指す。

たとえば、大腸がんのバイオマーカーとして古くから知られるものに血液検査でわかるCEAという指標がある。ただ、CEAが早期大腸がん患者を発見できる確率は4割弱とあまり精度がよくないので、その後、発見されたより精度が高い大腸がんバイオマーカーの実用化が急がれている。

よく「心の病はレントゲン検査ではわからない」などと言われるが、精神科医たちは「わからない」とあきらめているわけではなく、なるべく科学的に診断するために「心の障害や病でも何らかの客観的指標はあるはず」とバイオマーカーの特定に力を入れているのだ。そして、発達障害でもいくつかのバイオマーカー候補は見つかりかけており、これに関しても具体的にはまた後ほど触れるつもりなのだが、まだ実用化にまでは至っていないのが現状だ。

そして、専門家にとっても一般の人にとっても、「発達障害はわかりにくい」と言われる最大の理由は、この「発達障害」と「発達障害ではない人」との線引きがとてもも難しい、つまりどちらなのかわからないグレーゾーンがとても広いということだ。

これは、ほかの心の病でもある程度は同じだ。

たとえば「うつ病」と「失恋の落ち込み」はパッと見ただけでは見分けがつかないことがある。失恋で苦しんでいる人も、「何も手につかない。涙が止まらない。眠れない。食べたくない。もう死にたい」と言うかもしれない。そうなると、うつ病の診断ガイドラインにもあてはまってしまう。

しかし、うつ病のガイドラインには「その状態が2週間以上、変わらず続く」とある。失恋のショックが2週間以上、続くこともないとはいえないが、一般的には10日もすればまったく食事が喉を通らない、一睡もできないという状態は脱し、メソメソしながらでも現実に向き合おうとするのではないだろうか。そうなると「これはうつ病ではなく、一過性の失恋による落ち込みですね」ということになる。

ところが、発達障害にはもっとわかりにくいケースがある。

わかりやすいケース、重度の発達障害

「わかりにくいケース」について話す前に、「わかりやすいケース」についてちょっと話しておこう。

発達障害にはいわゆる重度からごく軽度までさまざまな段階があり、「線引きが難しい」となるのはもちろん軽度のほうだ。

ただ、すべての発達障害の人が「これは正常な発達や個性と言えるのかどうか、線引きが難しいね」となるわけではない。

次にあげるのは国立障害者リハビリテーションセンターのサイトでも公表されている発達障害の男子（著者注・以下A君とする）のケースだ（『強度行動障害者支援者養成研修テキスト、２０１４、www.rehab.go.jp/ddis_pdf/179d.pdf)。はじめは親が「なんとか自宅で

育てたい」と希望していたが、次のような問題が目立って生活が困難になったと書かれている。

「中学2年の秋頃から調子の悪い日が増えてきました。Eヘルパー（著者注・本人が唯一なついているヘルパー）が自宅を訪ねても外出できなかったり、出かけてもすぐに自宅に帰りたがったりするようになりました。外出の内容は、プール支援や散歩、公園遊びなどです。以前は大好きで飽きずに長時間乗っていたブランコも、最近は5分ともたなくなっていました。また、この時期にはEヘルパーしか支援に入ることができなくなっていました。Eヘルパーは、本人の行動を記録し原因を探しました。気温が14度以下になると寒さに弱いのか不機嫌になりました。パターン化した外出では、しばらくは落ち着いて出かけられますが、飽きてしまうのか長期間にわたると同じパターンでは楽しめなくなるようでした。自宅を出てバスに乗り、公園でブランコに乗ってもすぐに帰ろうとします。知っている道に出ると早足になります。」

ちなみに、本人はひとことも言葉を発することはできない。家でも食事を摂ろうとしない、食べさせようとすると暴れる、という問題行動が増え、家族も体力面で限界に達してやむなく施設に入所することになった。次は入所直後の様子だ。

「入所当初、食事場面では3名のスタッフの介助が必要で、やむを得ず2名が両腕を抑え1名が食事を口元に運び、スタッフが足りないので事務職員にも食事介助要員として現場に入ってもらいました。自宅でも腕を抑えて食事をしてきたとのことで、長い間力で抑制し腕に負荷をかけてきたので、A君の腕の筋肉は相当発達し力も付いていました。本人の予期せぬことが起こったり、気持ちがおさまらないと服脱ぎ、衣類破き、弄便《ろうべん》、室内での失禁、自分を引っ掻く、物を投げる、他の人に手を出すなど様々な行動が出現していました。」

その後、施設での手厚いケアにより、1年が経過するうちに問題行動はかなり落ち着き、食事を一人で食べたり簡単なジェスチャーで自分の意思を伝えようとしたりするようにもなってきたという。

ただそれでも、この少年の生活を支援するのが容易ではないことは明らかだろう。

ここであえてこのケースを紹介したのは、発達障害にはこれほど深刻なケースもあるということをわかってほしかったからだ。

なかなか理解を得られない、重度の発達障害患者

最近、「ふつうの人と区別がつかない軽度の発達障害」や、後から述べるような「発達障害はあるものの特殊な才能に恵まれている人」に注目が集まりすぎているため、「ウチの子は重い発達障害なんです」と話しても周囲から「でも大学にも行けるんです

って」「じゃ何かの天才なんでしょ？」と言われて理解してもらえない、と苦笑する保護者に会ったことがある。

この人の子どもは先のケースのように言葉でのコミュニケーションはほとんどできず、ふだんは施設で生活して週末だけ自宅に帰ってきており、そのときは家族総出でこの子にかかりきりになるという。

ところが、まわりに子どもは自閉症だと打ち明けると、「自閉症？　ああ、ちょっと空気が読めないだけでしょ」「ウチの夫も自閉症ぎみだけど会社には行っているし、あなたのお子さんもそのうちなんとかなるわよ」などと言われてしまい、まったくわかってもらえないとなげいていた。

ただ最近では、言葉での対話ができない発達障害の人も、実は脳の中ではさまざまなことを考えており、それが表現できないのだという見解も出てきた。

幼児期に自閉症という診断を受けた東田直樹さんの『自閉症の僕が跳びはねる理由』（角川文庫）は、「言葉が話せなくても発信の手段があれば考えていることを表現できる」という実例として世間に衝撃を与えた。
東田さんは一見、奇声を発しながらピョンピョンとジャンプするという行動の障害が目立ち、会話はほとんど不可能という重度の自閉症なのだが、両親の辛抱強い取り組みで「紙に書かれたキーボードを指さす」という方法で思っていることを表現することができるようになった。それを文字にした東田さんの著作が何冊か出たが、どれもとても論理的でユーモアや優しさに溢れており、いわゆるふつうの人が書いた本とまったく同じだ。

だから、先ほどのように施設への入所が必要になるような発達障害のケースも、言葉で出ないだけで、その内面ではいろいろなことを考え、誰かに伝えたいと思っているのかもしれない。もしかするとこれからＩＴがさらに発達すると、その人たちが意思を表現するチャンスも増えるのかもしれないが、その問題を述べるのはまた別の機会にゆずろう。

「おとなの発達障害」とは、どういうものか？

さて、本書でこれから主に取り上げるのは、施設に入所が必要とか現時点では言葉でのコミュニケーションがまったく不可能というケースではない。

「正常の範囲や個性なのか、それとも発達障害があるのか、線引きが難しい」という、いわゆるグレーゾーンに属する人たちや、「はじめに」で述べたような「発達障害とは考えにくいが、自分でそうではないかと考えている人たち」のことである。

なぜなら、この人たちがいま学校や会社などで大きな問題となっており、さらに今後、社会や医療・教育の現場を混乱させる可能性がないとは言えないからだ。

だから、これから本書で語る「発達障害」とは、「ごく軽度の発達障害」や「自分ではそう思っているが発達障害ではない人たち」だと考えてほしい。

そして、もう一つ本書で取り上げたいのは、最近、問題になっている「おとなの発達障害」だ。

この「おとなの発達障害」は、二つに分けられる。

その一つは、「もともと『ごく軽度の発達障害』があり、それによるはっきりした問題や支障がおとなになってから出てきたもの」だ。

話をわかりやすくするために、聴力障害の例で説明してみよう。

ある人が社会人になって営業職についたのだが、発注する数を間違うというミスを連発してしまった。書類作成などでは大変高い能力を発揮する社員だったので、上司は「キミみたいな人がどうしてこんな単純なミスをするのか」と首をひねった。社員は「気をつけます」と謝ったが、その後もまた同じミスを繰り返す。

あるとき上司は、「キミのミスは、クライアントと直接、会って注文を受けたときに限って起きている。メールのやり取りでの発注では起きていない。もしかすると聴力に問題があるのではないか」と気づき、耳鼻科を受診するように勧めた。その言葉に従って大学病院の耳鼻科を受診してみると、はたして特殊な音域に限定された聴力障害があり、低い声の人との会話は正確に聴き取れていないことがわかったのだ。

耳鼻科の医師は「この聴力障害は子どもの頃からあったものと考えられますね」と言ったが、本人も今までそれに気づかずに来た。もちろん小学校の頃から健康診断で聴力検査は受けてきたのだが、検査員がスイッチを押すタイミングを見て「聴こえました」と答えてきた。また、授業や日常会話ではそれほど不自由も感じなかった、という。だいたいの雰囲気で話を合わせることもでき、学生時代は少しくらいアバウトな会話になったとしても、誰も気にしなかったのだろう。

しかし、おとなになってより正確さを要求される仕事について、はじめて聞こえが悪いことによるはっきりした問題が出てきた、というわけだ。この人の場合、それ以降、仕事のときだけ小さな補聴器を使用することで問題はすっかり解決した。

「おとなの発達障害」と言われるものの多くは、この社員の聴力障害と同じと考えてよい。つまり、「軽い発達障害はもともとあったはずだが、子どもの頃は気づかれず、おとなになってから問題がはっきりしてきた」ということなのだ。

ところが最近、これとは違う種類の「おとなの発達障害」があるのではないか、と言われている。それは、文字通り「おとなになってから始まる発達障害」ということだ。

あとから述べるように、発達障害はしつけの失敗や生活環境、あるいはストレスによって起きるものではなく、基本的には生まれながらの脳の生物学的な特徴や傾向で生じる障害だ。だから、「おとなになってから始まる発達障害」であっても、その脳の素因（もともとの原因）は生まれつき、存在していたと思われる。ところがその脳の素因はある時期まで完全に隠れていて、ある年齢になったときにおもむろに活動を始めてさまざまな問題を起こし、最終的には発達障害と診断されるほどになった、ということだ。

ただ、医師の中からも「おとなになってから発達障害が始まるなんて、そんなことがあるわけはない」という声も出ている。一見、そういう形を取っていても、やはり先ほどのタイプと同じように、発達障害そのものは子どもの頃からあったはずだが誰にも気づかれず、おとなになってからその特徴がはっきりしてきただけではないか、というのだ。

ということで、本書ではまず、「発達障害」についてその概略を簡単に述べる。次に、本書のメインである「軽度の発達障害」のパートに入る。そこでは、「子どもの軽度の発達障害」の問題をまず述べたい。

そして次に、「おとなの発達障害」に移るが、それは「もともとあった発達障害が、おとなになってからはじめて気づかれた」というタイプと、「もともとは発達障害はなかったのだが、おとなになってから始まった」というタイプとに分けられる。

そして、話が煩雑になるのを避けるため、今後はいちいち「軽度の」「ごく軽度の」

という形容詞をつけず、すべてを単に「発達障害」と記すことにする。

ただ、先ほどあげたような施設入所が必要だったり、家族が総がかりで世話をしたりしなければならない深刻な発達障害があることは、ぜひ忘れないでほしい。その人たちをケアする家族、学校、医療や福祉の関係者の努力と苦労は大変なものであり、そこには十分な行政の助けが必要であることは言うまでもない。

いま福祉財政の削減などで、重度の心身障害者のケアの現場にもしわ寄せが来ている。

また2016年の津久井やまゆり園の入所者大量殺傷事件の加害者のように、「障害者には生きる価値がない」といった排外主義的な考えを持つ人たちもいまだにいる。

本書では残念ながらそれについて述べる紙幅はなく、それはぜひまた別の機会でと思っている。

3章

そもそも、発達障害とは何か

――発達障害は育て方やしつけが原因ではない

発達障害は病気ではない

まず、「そもそも発達障害とは」という話をごく簡単にしたいと思う。発達障害については最近さまざまな本で出ており、とくに詳しく知りたい人は昭和大学病院附属東病院精神神経科の診療科長であり教授の岩波明氏の『発達障害』（文春新書）などを読むことをお勧めする。

ここでは、その後の「軽度の発達障害」「おとなの発達障害」のパートを理解するために必要な最低限のことだけを記しておく。

発達障害について知識がある人は、この章は飛ばして読んでもらってもかまわない。

・発達障害とは

発達障害は、脳の機能性障害の一つだ。

「脳の機能性障害」というのは、「脳が本来持っている働きを果たさないこと」を意味する。それに対応する言葉として「器質性障害」というのがあり、こちらはケガなどの損傷や腫瘍などの疾患が原因で見た目にもはっきりした変化が生じ、それにより起きる障害を指す。

またもう一つ「心因性障害」というのもあり、これは環境やストレスなどが原因となって後天的にさまざまな支障が生じているということだ。

だから、「発達障害は脳の機能性障害」は、「脳自体に目に見える変化はなく、〝心の持ちよう〟が原因でもないが、脳の発達がもともと通常と違っているため、本来の働きを果たさなくなっている障害」ということになる。

ここでまず押さえておくべきなのは、発達障害は「脳の発達の障害」だが、「どこに問題があるかは見えない」こと、「生まれつき」であり「しつけやストレスは関係ない」ことと言える。

これだけを踏まえておくだけでも、発達障害に関する誤解はかなり解ける。つまり、「親の育て方が原因で起きる」とか「栄養が偏っていたために脳のこのあたりがこう変化しているのだ」という説明は間違っている。発達障害は先天的なものなのだが、いまの医学では脳のどこにどういう変化が生じているかははっきりつかめていない。

ここでもう一つ言いたいのは、「生まれつき」ということは「病気とは違う」ということである。「病気」というのはもともとなかったのに何らかの原因で起きた変化だが、発達障害は生まれつきなので「あとから起きた変化」ではない。ということは、薬や手術で元に戻るものでもない。

ただ、発達障害については最近、薬物療法も積極的に行われるようになってきている。これは病気の治療とはやや異なるが、「動きにくくなっている神経回路を円滑に動かす薬」などで、問題が起きるのをかなり抑えることができるケースもある。

では、先天的なものだとすれば、発達障害は遺伝で起きると考えてよいのだろうか。

この問いには、「イエスでありノー」と答えるしかない。マウスを使った最新の研究では、発達障害には遺伝子や染色体の異常が関係しており、それによって脳の発達に重要な役割を果たすタンパクのバランスが崩れ、正常な神経回路が構築されないのではないか、という説が有力となっている。しかし、神経回路を構築するタンパクは無数にあり、そのどれがどうバランスを崩し、全体としてどういう機能異常に関係するのかはまだまったくわかっていない。少なくとも、髪の毛や目の色が親から子に遺伝する、といった単純な遺伝とは完全に違う複雑さだ。そう考えると、「発達障害にはたしかに遺伝子は関係しているが、いまの時点では家族間の遺伝については否定的である」と言ってもよいのではないか。

たとえば私は、発達障害の兄弟を持つ人から「今度、結婚の予定があるのですが、生まれてくる子どもも発達障害になるのでしょうか」と聞かれたら、「発達障害の子どもは一定の割合で生まれてきますが、あなたの子どもがほかの人より高い割合でそうなる、とは考えなくてよいですよ」と答えることにしている。

発達障害とは、具体的にどんな障害か？

発達障害は、生まれつきの脳の機能性障害。

これについてはわかったとして、では、その結果、どんな機能に障害が起きるのだろう。それがまた、ややわかりにくい。

たとえば「足に障害がある」となれば、「歩行に支障が出るだろう」と誰もがすぐわかる。

ところが脳というのはあまりにいろいろな機能を持っているので、「発達障害により起きる機能の障害はこれとこれ」とズバリ言うことができないのだ。

ただ、いくつか代表的な機能障害はよく知られているので、次にあげてみたい。

「人とのコミュニケーションがうまく取れない」「まわりの空気が読めず、暗黙のルールが守れない」「一つのことにこだわってやめられない」「注意や集中、関心を保てない」「落ち着きがなくミスが多い」「ほかのことは問題なくできるのに計算だけがあまりにもできない」などである。

これらが単独で現れたりいろいろ組み合わせられていたり、またその程度もごく軽い人から前章で紹介したような24時間、ケアが必要な人までと多岐にわたるので、同じように「発達障害」という診断名がついている人たちでも、それぞれはまったく似ていない、ということもありうる。

では、この発達障害はどのくらいの割合で起きるのか。

最近の研究では「100人に数人」となっているものが多いが、調査によって1％から十数％までその数字にもバラつきがある。

2012年の文部科学省の全国調査では「通常クラスに在籍する生徒児童の中で発達障害と考えられる生徒児童が約6・5％認められた」と報告され、世間に衝撃を与えた。

現在、日本で特別支援教育を受けている児童生徒は約2・9%とあり、この二つの数字を単純に合計すると9・4%にも上る。つまり、日本では「約1割の児童が発達障害」ということになるのだ。

この数字が本当なのかについては、また後の章で検討したいが、ここではとりあえず、「発達障害はかなり多い」とだけ言っておこう。

たとえば、うつ病も「かなり多い疾患」として知られているが、最近の国内調査では、過去12カ月間に医学的に「うつ病」の診断基準を満たしたと考えられる人の割合は2・2%、これまでの人生で診断基準を満たしたことがあると考えられる人は6・5%となっており、この数字だけで比較すると、「発達障害はうつ病より多い」と言うこともできる。

診察室などにいる実感としては「やっぱりうつ病のほうが多いだろう」と言いたいのだが、その問題についてもまた後から考えたい。

大きく変化する発達障害の考え方

さて、では具体的には発達障害ではどんな問題が起きるのか。

これをわかりやすくするために、発達障害はいくつかの種類に分けられている。

ただ、その分類が非常に込み入っており、また流動的なのだ。これは患者さんの側の問題ではなく、完全に医療関係者や行政側の都合である。

まず、精神科医が世界的に使っているアメリカ精神医学会が発行している「ＤＳＭ（Diagnostic and Statistical Manual of Mental Disorders）」という診断ガイドラインと、行政などが使っている世界保健機関（ＷＨＯ）が発行している「ＩＣＤ（International Classification of Diseases）」という診断分類とで、発達障害の分類が異なっているのだ。

さらに、ＤＳＭは２０１３年に発表された第5版、ＩＣＤは２００３年に発表され、その後、部分的に改正されているＩＣＤ－10第2版（２００３）が現在使われているのだが、とくにＤＳＭは改定されるたびに発達障害に関する考え方や分類が大きく変動しており、精神科医でさえそれについて行くのが大変だ。

たとえば、ＤＳＭは第5版で突然、「自閉症スペクトラム」というとても大きな概念を作り、それまで使われていた「広汎性発達障害」とか「アスペルガー症候群」といった用語はすべて消えてしまった。

そのＤＳＭの最新版、ＤＳＭ－５での発達障害の考え方と分類をあげてみよう。以下は「軽度の発達障害」や「おとなの発達障害」にあまり関心がない人は読み飛ばしてもらってかまわない。

まずＤＳＭ－５では、新しく『神経発達症群／障害（Neurodevelopmental Disorders）』という大きなカテゴリーができた。

ここでも一つ説明すべきことがある。日本の精神科医の集まりである日本精神神経学会は、２０１４年に精神疾患の新しい診断名のガイドラインを発表し、「障害」を

「症」と言い換えて表記することが推奨された。ほかにも「注意欠如・多動性障害」は「注意欠如・多動症」に、「パニック障害」は「パニック症」に、という具合だ。「神経発達症群」というのはそれにならった表記である。

これは、「障害」という単語が「差し障りがある」「害する」という漢字でできているためとてもイメージが悪く、時として患者さんや家族の不快感や傷つき、世間の偏見に結びつくことが多いからだ。ただ実際には、この言い換えは臨床現場でも教育やマスメディアでもあまり普及しておらず、私の勤務する大学では「障害」を「しょうがい」と平仮名表記するなどして対応している。また、福祉など行政や法律では、従来通り「障害」という表記が用いられている。なので、以後は「神経発達障害」という言い方を使いたい。断るまでもないが、そこには「差し障り」「害」といった意味はまったくない。

では、この「神経発達障害」には具体的にどのような問題が含まれているのだろうか。

73ページの表を見てもらえばわかるように、おそらく多くの人がイメージする「発達障害」よりかなり広い範囲がこれに含まれる。

この中では「自閉症スペクトラム」「注意欠如・多動性障害」「特異的学習障害」が多くの人が関心を持つ、いわゆる「発達障害」に相当すると思われる。ただ、「自閉症スペクトラムって何？　いわゆる自閉症のこと？」「私は自分がアスペルガー症候群じゃないかと思っているのですが、それはどこに分類されるのでしょう」などと疑問を持つ人もいるだろう。ここでは、これまで「自閉症」「アスペルガー症候群」と考えられてきた人は、「自閉症スペクトラム」に含まれていると考えておいてほしい。

一方、先ほども述べたように行政ではＩＣＤ（国際疾病分類）に基づいた疾患名が用いられている。２００５年に施行された発達障害者支援法の第2条にはこうある。

——第2条　この法律において「発達障害」とは、自閉症、アスペルガー症候群その

神経発達障害に含まれる問題

□知的障害（Intellectual Disabilities）
○知的障害（Intellectual Disability）
○全般性発達遅延（Global Developmental Delay）
○特定できない知的障害（Unspecified Intellectual Disability）

□コミュニケーション障害（Communication Disorders）
○言語障害（Language Disorder）
○会話音声障害（Speech Sound Disorder）
○吃音症、小児期発症の流暢性障害（Stuttering, Childhood-Onset Fluency Disorder）
○社会性（語用論的）コミュニケーション障害
（Social（Pragmatic）Communication Disorder）
○特定できないコミュニケーション障害
（Unspecified Communication Disorder）

□自閉症スペクトラム（Autism Spectrum Disorder）
○自閉症スペクトラム（Autism Spectrum Disorder）

□注意欠如・多動性障害（Attention-Deficit/Hyperactivity Disorder）
○注意欠如・多動性障害（Attention-Deficit/Hyperactivity Disorder）
●混合発現型
●不注意優勢型
●多動性・衝動性優勢型
○他で特定される注意欠如・多動性障害
（Other Specified Attention-Deficit/Hyperactivity Disorder）
○特定できない注意欠如・多動性障害
（Unspecified Attention-Deficit/Hyperactivity Disorder）

□特異的学習障害（Specific Learning Disorder）
○特異的学習障害（Specific Learning Disorder）
●読みの障害（With impairment in reading）
●書き表現の障害（With impairment in written expression）
●算数の障害（With impairment in mathmatics）

□運動障害（Motor Disorders）
○発達性協調運動障害（Developmental Coordination Disorder）
○常同運動障害（Stereotypic Movement Disorder）
○チック障害（Tic Disorders）
●トゥレット症候群（Tourette's Disorder）
●持続性（慢性）運動または音声チック障害
（Persistent（Chronic）Motor or Vocal Tic Disorder）
●一時的チック障害（Provisional Tic Disorder）
●他で特定されるチック障害（Other Specified Tic Disorder）
●特定できないチック障害（Unspecified Tic Disorder）

□他の神経発達障害（Other Neurodevelopmental Disorder）
○他で特定される神経発達障害
（Other Specified Neurodevelopmental Disorder）
○特定できない神経発達障害（Unspecified Neurodevelopmental Disorder）

他の広汎性発達障害、学習障害、注意欠陥多動性障害その他これに類する脳機能の障害であってその症状が通常低年齢において発現するものとして政令で定めるものをいう。
2　この法律において「発達障害者」とは、発達障害を有するために日常生活又は社会生活に制限を受ける者をいい、「発達障害児」とは、発達障害者のうち十八歳未満のものをいう。

この法律に基づいて発達障害の分類を行ってみると、次ページの図Aのようになる。つまり、それぞれの障害は一部で重なっており、どちらに分類してよいか迷う例、あるいは二つ、もしくは三つの障害が合併していると考えられる例があるということだ。

先ほどのDSMで言えば、第4版まではこの分類とほぼ同じであったのだが、第5版で大きな改訂が行われたため、行政の分類とはかなりのズレが生じてしまったわけ

図A　発達障害の分類

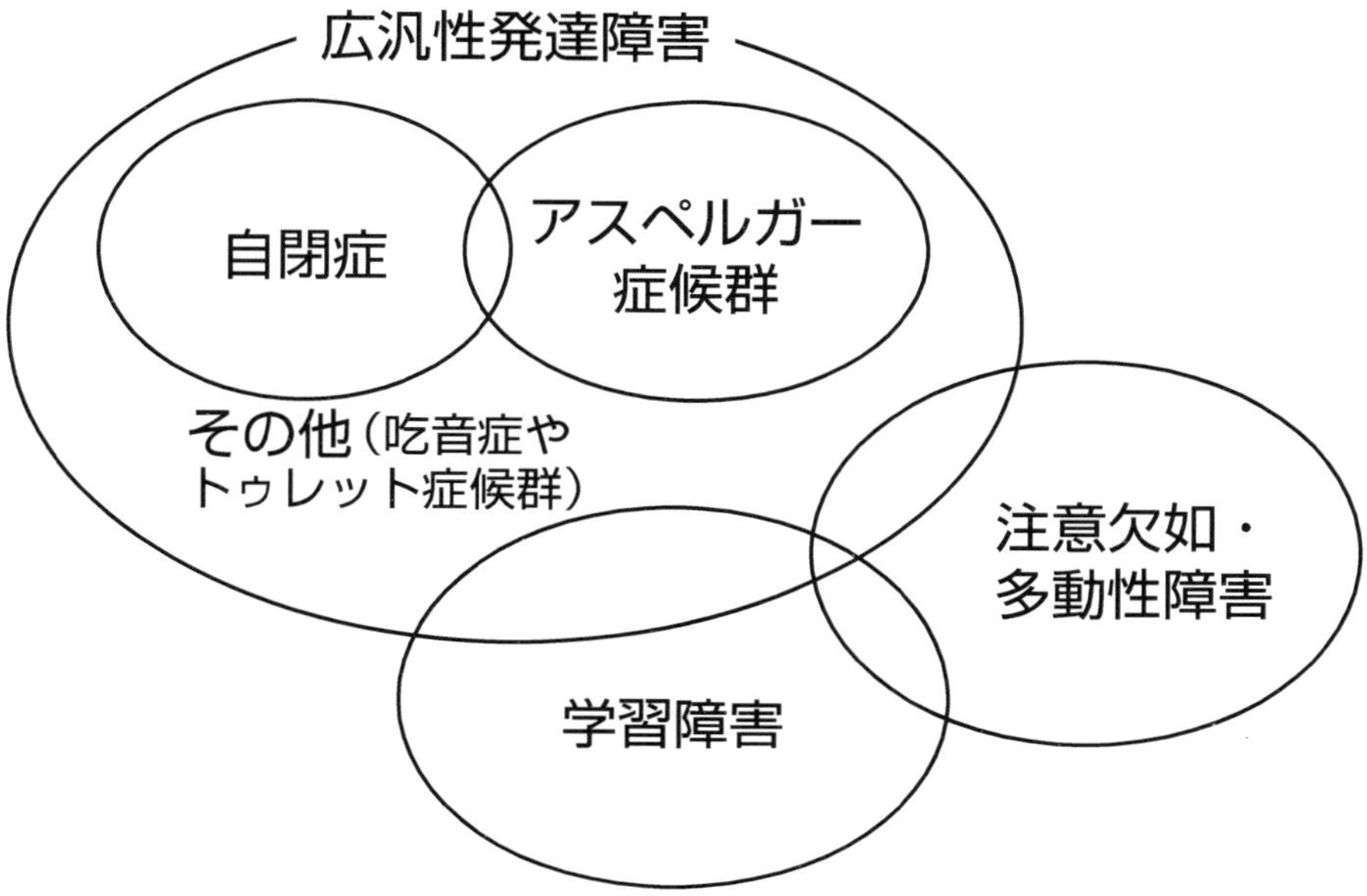

だ。

これはまさに医療関係者の〝こちらの事情〟であり、精神科医が使うガイドラインが変更されたからといって、実際に障害を持つ当事者や家族に「あなたは今日からアスペルガー症候群ではなくなりましたので、その名前は忘れてください」と言うのもおかしな話だろう。ただ、ＤＳＭからは「広汎性発達障害」という分類名は消えてしまったので、それに関しては今後、臨床の場からも消えていくと思われる。

説明が長くなってしまったが、本書ではＤＳＭとかＩＣＤといった分類にあまりとらわれず、一般の人たちにとってよりわかりやすい分類を使うことにしたい。それは二つの分類の折衷案とも言える次のようなもの（77ページ図B）になる。

行政の分類にあった「その他」には、吃音症やトゥレット症候群（顔面や上肢、音声などのチックが起きる病）などが含まれるが、本書ではそれは扱わない。

さて、やっと本書で取り上げる「発達障害」の範囲や種類が確定した。

それでは、自閉症スペクトラム、注意欠如・多動性障害、学習障害のそれぞれにはどんな特徴や症状があるのだろうか。これも説明し始めるとキリがないので、ここではごく簡単にわかりやすいものだけを図Bに箇条書きにした。これだけではそれぞれのイメージがつかめないかもしれないが、後の章でまた具体的なケースをあげながら解説していきたい。

まずこの基本を押さえてこれから先の章を読めば、大きな混乱が生じることはない

図B　本書で取り上げる「発達障害」。それぞれの障害の特性

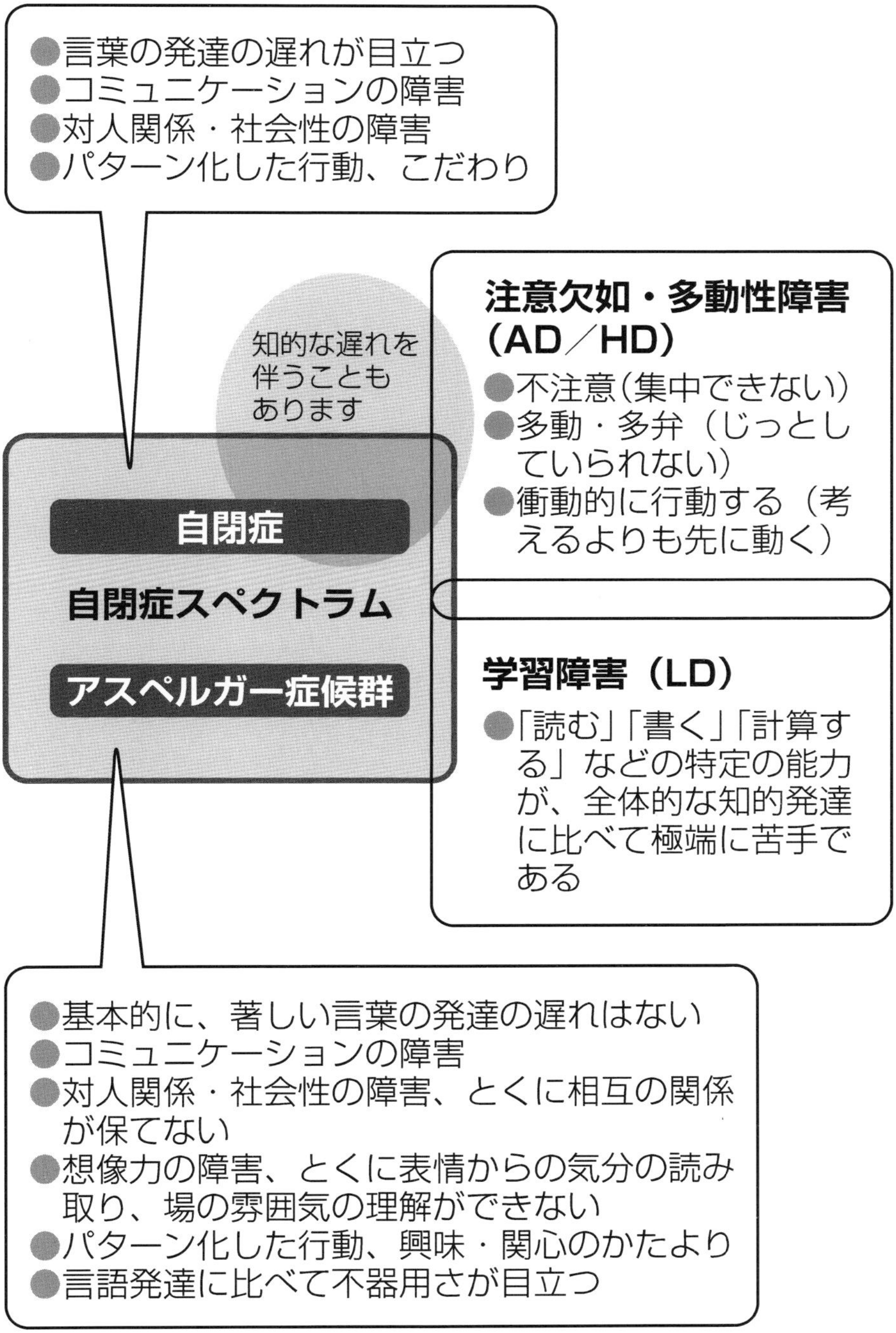
●言葉の発達の遅れが目立つ
●コミュニケーションの障害
●対人関係・社会性の障害
●パターン化した行動、こだわり
知的な遅れを伴うこともあります
自閉症
自閉症スペクトラム
アスペルガー症候群
注意欠如・多動性障害（AD／HD）
●不注意（集中できない）
●多動・多弁（じっとしていられない）
●衝動的に行動する（考えるよりも先に動く）
学習障害（LD）
●「読む」「書く」「計算する」などの特定の能力が、全体的な知的発達に比べて極端に苦手である
●基本的に、著しい言葉の発達の遅れはない
●コミュニケーションの障害
●対人関係・社会性の障害、とくに相互の関係が保てない
●想像力の障害、とくに表情からの気分の読み取り、場の雰囲気の理解ができない
●パターン化した行動、興味・関心のかたより
●言語発達に比べて不器用さが目立つ

※この他、トゥレット症候群や吃音（症）なども発達障害に含まれます。

のではないだろうか。

アスペルガーはどこへ行った？

これまで述べてきたように、新しいDSMからは「アスペルガー症候群」という名前は消え、自閉症に関連した問題は「自閉症スペクトラム」に一本化された。

それまで、自閉症状の典型（定型）としてコミュニケーションの障害、社会性の障害、想像力があり、それがすべて揃うかそうでないかにより、典型的自閉症か「非定型自閉症（特定不能の広汎性発達障害）」と分けられ、その中で「知能が正常かそれ以上の典型的自閉症」を「高機能自閉症」と、「知能が正常かそれ以上の非定型的自閉症」を「アスペルガー症候群」と呼んでいたのだ。

ただ、このアスペルガー症候群に相当すると思われる症例が最初に報告されたのは

1944年（オーストリアの小児科医ハンス・アスペルガーによる）、DSM－Ⅳではじめてこの診断名が採用されたのは1994年であるから、それほど昔のことではない。そしていまだに、「アスペルガー症候群って本当に独立した障害なのか？」「あまりに広く使われすぎていないか？」といった議論が絶えない。

実際にDSM－Ⅳを作成したアメリカの精神科医たちの委員会は、アスペルガー症候群に関するこれまでの文献を検討し、一つの独立した診断として妥当性はほとんどない、と結論づけたほどだ。

それにもかかわらず、なぜDSM－Ⅳにはその診断名が組み込まれたのか？　それは、

（1）当時の社会状況では知的障害のないIQの高い自閉症をアスペルガー症候群と呼んでいたこと（この状況はいまも同じ）
（2）そのグループを指し示す言葉がアスペルガー症候群以外に無かったこと
（3）知的障害のない自閉症の存在がほとんど知られておらず、周知する必要があっ

たという事情から

だと精神医学の診断基準や診断名の決定に詳しい社会学者の井出草平氏は言う（「自閉症の診断基準の改訂と『アスペルガー』カテゴリーの削除について」、『シノドス』2013年6月11日）。

ただ、問題はまだ残った。DSM－Ⅳの診断基準に正確に照らし合わせれば、アスペルガー症候群の発現割合は1万人に8・4人しかいないことになる。ただ、実際にはもっとこう診断された人、また「私はアスペルガーでは？」と思った人も多いはずだ。それについて先の井出氏はこう述べている。

「診断名といっても患者さんのためにわかりやすく説明するためのものと、実際に医者が考える診断名がある。患者さんに『特定不能の広汎性発達障害』といってもややこしいから『アスペルガー障害』というケースもしばしばあるはずだ。一方で、医師自身がアスペルガー障害の基準をしっかり理解せず、この診断名を多く使用したのも事実である。ＤＳＭ－Ⅳのアスペルガー障害を診断基準通りに判定すると、かなり狭き門であることを知っている医師は残念ながら多くはない。」

このようにある意味、便宜上、ＤＳＭ－Ⅳに入り込んだアスペルガー症候群という名称のために、本書の後半で述べる過剰診断が生じることにもなってしまった。そのためもあって、ＤＳＭ－５ではきれいさっぱりその名称が消されてしまったのだ。とはいえ、行政にはいまだにアスペルガー症候群という名称も残っており、これも後から述べるように、これが混乱の整理につながっているとはまだとても言えない状況だ。

１９８０年代の発達障害は定義すら曖昧だった

私が精神科医になったのは、１９８６年のことだ。

当時もとくに子どもを扱う小児科を中心として「発達障害」という言葉はあったが、それには「からだの発達に遅れや障害がある子ども」や「知的な発達に遅れや障害がある子ども」を指していることが多かった。私が研修医となった大学病院は、市内にある子ども専門の精神科病院での研修を義務づけていたのだが、そこに入院している子どもの多くは「知的な発達の遅れを伴うさまざまな障害を持った子ども」で、その子たちがまとめて「発達障害」と呼ばれていた。

そして、その中に、一般の知的な発達の遅れとは明らかに違う特徴を示す子どもがいた。たとえば一つの行動にこだわり壁に頭を打ちつけるのをやめようとしなかったり、生活の様子からある程度の知的能力はありそうなのにコミュニケーションがまったく取れなかったり、というその子どもたちには「自閉症」という病名がつけられていた。

当時、1980年にアメリカ精神医学会が発表した精神疾患・障害のガイドラインDSM−Ⅲが日本でも翻訳され精神科医に広まりつつあったが、そこにはまだ精神障害としての「発達障害」の項目はなかった。ただ、「小児自閉症」という項目はあり、「社会的相互作用・コミュニケーション・局限した興味と行動」がその診断の基準となっていた。

そして、1987年に発表されたDSM－Ⅲ－Rではじめて、精神疾患・障害としての「発達障害」が定義される。しかし、ここではまだ「知的障害」も「発達障害」に含まれていることがわかる。

DSM－Ⅲ－Rの発達障害

a・主な障害が、認知・言語・運動あるいは社会的技能の獲得において存在する。

b・この障害は、知的障害・特異的発達障害・広汎性発達障害を含む。

c・慢性の傾向があり、障害の幾つかの特徴は、安定して成人期以降まで持続する。

「小児自閉症」はDSM－Ⅲ－Rでは「自閉症性障害」と名前が変わっており、「広汎性発達障害」の中に含まれていた。

つまり、その頃ちょうど精神科医になった私は、児童精神科に入院していた子どもたちに接しながら、ある指導医からは「発達障害」と別の指導医からは「広汎性発達障害」と言われ、さらに「小児自閉症」と教えられたり「自閉症性障害」と訂正されたり、と混乱することが多かったのだ。

そしてこの頃はまだ、「知的障害を伴わない発達障害があること」や「おとなになってから気づかれる発達障害があること」は、少なくとも臨床のレベルではまったく知られていなかった。また、「注意欠如・多動性障害」や「学習障害」についても一般の外来ではまだ問題になっていなかったと思う。

「80年代といえばもう30年も前ではないか」と思う人もいるかもしれないが、医療の世界のものさしから考えれば、「30年前にはまだ発達障害の定義も定まっていなかった」とも言える。

現在の「自閉症」認識に至るまで

そもそもこの「自閉症」という言葉が最初に用いられたのは、1943年のことである。この言葉を最初に使ったのは、アメリカの精神科医レオ・カナーだ。カナーは、11人の子どもを観察してその特徴をまとめ、「早期幼児自閉症」という論文を発表した。その特徴とは、「他人との感情的（情緒的）接触の重篤な欠如（コミュニケーションの障害）」、「自分でこうと決めた事柄を同時に保とうとする激しい欲求（常同運動）」、「反復的なこだわり」、「言葉の異常（言語発達の遅れなど）」、「物の操作に取りつかれたような器用な動作」、「他領域での学習困難と対照的な高レベルの視空間スキルや機械的記憶（認知面でのアンバランス）」だ。

これらは、いまでも自閉症の問題を考える上で重要となる特徴だが、カナーはこれを「幼児期にも起こりうる精神分裂病（現・統合失調症）」と考えてしまったのだ。

この幼児期自閉症が「生まれながらの脳の機能不全」であり、分裂病とは異なる疾患であるとイギリスのマイケル・ラターが指摘したのは１９６０年代後半になってからのことである。

そのように、医学者たちが「自閉症」をいま知られているような形で認識するようになってから、まだ50年ほどしかたっていないのだ。そう考えれば、私が日本で精神科医になった80年代が「混乱のまっただ中」であってもおかしくないだろう。

さらに日本では、ずっと「自閉症は環境や育て方に問題がある」という「育て方説」が有力だった。私は研修医としてまず児童精神科病院でまったく言葉を話せないといった重症例を見たので、「育て方だけでこうなるとは思えない」と感じ、最初から「生まれながらの脳の機能不全」というラターの説を受け入れることができた。

しかし、そのあとも「自閉症などの発達障害は育て方やしつけの問題」という説は根強く、本章の後半で話すように実はいまでもそれを主張する人がいるくらいである。

「ADHD」が現在の形に位置づけられるまで

そして、発達障害で現在、自閉症以上に問題になることが多い注意欠如・多動性障害――英語名の「Attention-Deficit/Hyperactivity Disorder」の頭文字を取ってADHDと表記することが多いので、これ以降はそれを使いたい――に関しては、それが医学・医療の世界で認識され、発達障害に分類されるまでさらに長い時間がかかっている。

実は1902年には、イギリスの小児科医であったジョージ・フレデリック・スキルという人が、「知能自体は正常だが、落ち着きがなく、暴力的な発作を起こし、破壊的で、処罰にも反応しない子どもたち」がいることに気づき、論文で報告したと言われている。

しかし、先ほどのレオ・カナーが自閉症を「分裂病の幼児発病例」としてしまったように、スキル医師も誤りをおかす。それは、スキル医師はこの「落ち着きのない子ども」は「道徳的な自己抑制の欠如の結果」ととらえてしまうのだ。そのあと、アルフレッド・トレッドゴールドという医師が1920年代に「脳炎の後遺症」という説を発表するが、結局はよくわからないままとされ、ADHDという名称もつけられなかった。

1950年代の終わりになり、「微細な脳損傷の影響が考えられる行動、認知、情緒の障害」に「MBD（微細脳機能不全）」という名前がつけられ、これには「多動症候群」といまでいう「学習障害」が含まれているとされた。そして、はじめて現在のADHDに近い「多動を伴う注意欠陥障害」の診断名が登場したのは1980年のDSM-Ⅲになってからであり、それがさらにようやくADHDと呼ばれるようになったのは、なんと1994年のDSM-Ⅳになってからである。

つまり、また自分の話をするならば、私が精神科医になったときにはADHDという名前はなく、「多動症候群」と言われるか、もっと年上の指導医はまだ「微細脳機能不全」という診断名さえ使っていた。というより、児童精神科に来るのは前述したような「重症の自閉症」だけであり、「落ち着きがないから」と精神科を受診する子どもなどほとんどいなかったように思う。あるいは、そういう子どもがいたとしてもその結果、学校について行けず欠席が目立つようになるため、「登校拒否」とか「不登校」という診断ですらない名前がつけられ、医師から「あなたは医療のケアではなくて、教育相談所でカウンセリングを受けてください」などと指導されていたように覚えている。

ここで紹介した自閉症（現在は自閉症スペクトラムと呼ばれる）とＡＤＨＤが、いま発達障害といわれるジャンルのメインだが、ここまで見てきたように、その診断名がようやく確立したのは80年代後半から90年代になってからのことなのだ。そして、これから述べるように、それは最近になっても定義や名称が変わるなど流動的な部分があり、いまだ「これで確定」というものではない。またその原因についてもまだはっきりせず、それどころか日本ではいまだに「親のしつけの失敗」といった明らかな誤りがまことしやかに囁かれている、という状況である。

このように、発達障害についてはずっと医療の世界でもその外でも混乱が続いている。これについてきちんと話せる専門家が少ないのも当然だし、その専門家が話す内容も数年後には変更が必要になる場合もある。

それにもかかわらず、「発達障害だと思われる人」はどんどん増えており、教育や行政もそれに対応せざるをえなくなっている、というのが現実なのだ。

発達障害をめぐる複雑な状況が、さらにおわかりいただけたであろうか。

「発達障害はしつけの問題」ではない

このように、発達障害は、これまで定義や分類についてさまざまな変遷や混乱があった上に、さらにいまだにわからないことも多い障害だということを再度、確認しておこう。

とはいえ、少なくとも医学の世界においては、発達障害は主に「脳の問題」であり、「心（だけ）の問題」ではない、という点については決着がついている。ここで「心（だけ）」としたのは、もともと「脳の問題」で発達障害となったのに、その後、周囲の対応や環境への不適応などで二次的に不安やうつなどの心理症状や場合によっては幻覚、妄想などの強い精神症状が起きる場合があるからだ。ただ、この場合もあくまで心理症状や精神症状は「二次障害」と呼ばれ、元にあるのは脳の問題としての発達障害である。

そして、最前線の臨床研究では、発達障害の「バイオマーカー」と呼ばれる計測可能な指標を見つけることに注目が集まっている。たしかに、先ほどあげた自閉症の特徴である「コミュニケーションや対人交流がうまくできない」などは漠然としており、正直に言うと医者によってもどの程度を「異常」ととらえるか、はっきりした基準があるわけではない。無口な医者なら自分と同程度に無口な子どもが来ても「このくらいはふつうです」と言うかもしれないし、おしゃべりな医者なら少しでも無口な子どもを見て「コミュニケーションに障害がありますね」と判断してしまうかもしれない。そういったブレを防ぐために、たとえば血液検査や脳の画像診断で「数値いくら以上は異常」「この部分の脳血流が何分の1以下なら異常」といった誰が診ても同じ結果になるような指標を見つけることができないか、という研究が行われているのだ。

これに関しては、自閉症では研究レベルではいくつかの有力なバイオマーカーが見つかっているが、まだ実際の診察でスクリーニングとして使えるようなものではない。また、ADHDについてはバイオマーカーはまだほとんど見つかっていない。

そして、このように臨床医学の世界では発達障害は「脳の問題」としてその診断法や治療法の確立、原因解明の基礎研究などが行われているのに対し、一方でいまだに「発達障害はしつけの問題」などと主張する人たちが後を絶たない。

たとえば、2012年には「大阪維新の会」の市議団が大阪市で「家庭教育支援条例」を議員提案しようとしたのだが、条例案の中で発達障害について「乳幼児期の愛着形成の不足」が要因と指摘し、「伝統的子育て」によって障害が予防できるとしたり、児童虐待や子どもの非行などを「発達障害」と関連づけて親の愛情不足が原因としたりする内容が折り込まれており、関係者からの反発を受けてその箇所を撤回するということがあった。

実はこれは「大阪維新の会」が突然、持ち出した考え方ではなく、教育学者でありかつて朝日新聞が安倍総理のブレーンの一人と報じた高橋史朗氏自身が提唱する「伝統的子育て」で繰り返し主張していることだ。同氏には、その名も『脳科学から見た日本の伝統的子育て―発達障害は予防、改善できる』（モラロジー研究所〈２０１０〉）という著書もあるが、下村博文元文科大臣は本書を参考にブログに「発達障害を予防する伝統的子育てとは」というエントリを投稿したこともある。

高橋氏は「大阪維新の会」の条例案が問題になった当時、自著への批判に対して「自分はあくまで発達障害そのものではなくて二次障害は防げると言ったまで」という内容の反論をしている。

「発達障害の原因は先天的な基礎障害（impairment）ですから予防はできませんが、齊藤万比古総編集『発達障害とその周辺の問題』（中山書店〈２００８〉）によれば、乳幼児期の早期に出現するとされる能力障害（disability）、さらに、学童期から思春期にかけて出現するとされる二次障害は『個体と環境の相互作用の結果の産物』として理解する必要があり、一つの側面として『発達障害は関係障害である』とも指摘されています。」（「家庭教育支援条例案に対する緊急声明」２０１２年5月8日）

しかしそう言った矢先に、こうもつけ加えるのだ。

「したがって、子供たちに大きな影響を与える環境を整えることは、症状の予防や改善につながると考えることができます。脳科学者の澤口俊之氏は『環境や育て方が発達障害の要因ではない』という見解は誤りだと明言しています。」

そして、「いずれにしても、この専門領域については未だ研究途上にあり、専門家の見解が分かれているので」と含みを残す言い方をし、さらに「今後、国会議員の勉強会でも発達障害と虐待の関係（虐待の連鎖―虐待に起因する『発達障害的症状』）、発達障害の環境要因と伝統的子育て（関わり方）などについて専門家からヒアリングを行い、科学的知見に基づく情報の提供に努めてまいりたいと思います」と、結局は発達障害の予防に「伝統的子育て」が有用だとにおわせるようなことも言っているのだ。

高橋氏の主張する「伝統的子育て」とは、具体的には「赤ん坊には子守唄を聞かせ、母乳で育てなければならない。粉ミルクは使わない」「授乳中はテレビをつけてはいけない。子どもにテレビやビデオはなるべく見せない」「子どもには早寝早起きさせ、朝食を必ず食べさせる」「インターネットのフィルタリングを徹底し、有害情報から子どもを守る」「テレビやゲームなどのバーチャルから子どもを遠ざけ、親子で演劇などを見る」といった内容で、それを実現するために三世代同居も推奨されている。また、女性は子どもが一定の年齢に達するまで常に子守唄を聞かせ母乳を与えなければならないことになるから、当然、仕事から離れなければならなくなる。

幼児期の愛情不足から発達障害になるわけではない

脳科学の第一人者である大隅典子・東北大学医学系研究科教授は、近著『脳の誕生―発生・発達・進化の謎を解く』（ちくま新書〈２０１７〉）で、脳の発達のスピードは場所ごとにかなりバラバラだという最新の研究成果を明らかにする。

「脳は領域ごとに成熟の仕方が異なることが分かりました。比較的成熟が早いのは脳の後ろ側、つまり視覚野です。成熟が遅いのは脳の前側面、とくに右側の方が遅く成熟するようです。前頭葉の中でも、成熟は後ろから前に進みます。すなわち、運動の制御に関する領域の成熟が早いのに対し、意思決定などに関わる前頭前野と呼ばれる領域の成熟がもっとも遅く、その変化は21歳まで続いていました。」（同書より）

大隅教授はこう断言する。

「いずれにせよ、『ヒトの脳は3歳頃までに出来上がる』という『3歳児神話』は、事実ではないことが分かります。」

いくら「発達障害は乳幼児期の愛情不足が原因。『伝統的子育て』で防げる」と主張しても、「赤ん坊のときの子守唄」程度では〝理想の脳〟を作ることはできそうにない。しかし、そう言っても「子守唄を聞かせる赤ん坊時代にも脳のある領域が成長していることは確かなのだから、そういう手厚い子育てをするのが悪いはずはない」と反論する声が聞こえそうだ。

もちろん、科学ではなくて信念や価値観としてそういう子育てをしたい人がいてもその邪魔をする気はないが、一部に「あなたの子どもが発達障害になったのは、幼児期の愛情が足りなかったから」と親を脅すような口調でこの「伝統的子育て」の大切さを主張する人がいるのは許されない。それでなくても、発達障害の子どもを持つ両親は「私たちの接し方、育て方が悪かったのではないか」と自分たちを責めている場合が少なくない。そういう親たちにとって、「『伝統的子育て』が発達障害を予防する」

といったメッセージは残酷な拷問でしかないことは言うまでもないだろう。

今の時点では、典型的な発達障害かどうかは誕生の時点で決定されており、「こう育てたらならない」「こう育てなかったらなる」という性質のものではない、と考えておいてよいだろう。

4章

発達障害が活躍する時代が来る？

――拡大する「発達障害ビジネス」

「グレーゾーンにいる人」たちをターゲットにしたビジネス

これまでの章で述べてきたような混乱の中、「私は発達障害ではないか」という人には、実は診る医者によってそう診断されたりされなかったりすることが多い、という話をしてきた。つまり、「グレーゾーン」にいる人が多いのだ。

もしかするとこの先、「発達障害の確定診断（はっきりした検査や所見に基づいた最終的診断）が血液検査やSPECT（単一光子放射断層撮影）などの身体的な検査でできるようになる」という時代がやって来るかもしれない。

しかし、それまでの間、グレーゾーンの人に関しては、問診やいくつかの心理検査を組み合わせながら「やっぱり個性というには問題が多すぎる。だとしても、うつ病でもないしパーソナリティ障害でもなさそうだから……となると、自閉症スペクトラム障害（ＡＳＤ）という可能性が高いだろう」といった手順で診断をつけていくしかない。そうなるとどうしても、医師によって判断に幅が出てくることは先に述べた通りだ。

しかし、こういった診断法の確立を待つことなく、世の中は発達障害とくにＡＳＤと診断される人、さらにグレーゾーンにいる人にあわせたサービス、ビジネスが次々生まれ、その人たちの消費が産業の一部を支えるほどになっている。

こう言うと、「当事者や家族の気持ちをわかっていない」と非難されるかもしれない。しかし、実際にそう言わざるをえない実情があるのだ。

そうはっきり診断されるかどうかは別にして、自閉症スペクトラム障害の三つの特徴と言われる「対人関係の問題」「言葉やコミュニケーションの問題」「特異なこだわり」を持った人は、いまの社会にはいくらでもいるはずだ。しかも、その人たちは決して少数派ではない。そうであれば、ビジネスの世界は当然、彼らをターゲットにした商品を開発する。企業にとっては、彼らが医学的にＡＳＤであろうがそうでなかろうが、それは何も問題ではないのだ。

たとえば、課金制のスマホゲームの売り上げは、市場全体では2000億円を超していると言われている。いまほとんどのゲームは無料で開始できるが、ある程度、やり込んで一定のレベルを超えるには、お金を払ってアイテムを買わなければならない仕組みになっている。

では、いったいどんな人たちがスマホのゲームにお金を使っているのか。市場調査を行う会社によると、スマホゲームで遊ぶ人の約50%が毎月お金を支払っており、さらにそのうち約8%が毎月1000円以上のお金を支払っていることがわかった。

実際には月に数万円単位でお金を使う人も多く、ゲームを提供している会社は、未成年が課金制のゲームで遊ぶときには「15歳以下は月間5000円まで、16〜19歳は月間1万円まで」といった制限を設けている。

診察室に通う患者さんの中にも、この手の課金制ゲームで月に5万、10万とお金を使ってしまう、という人がしばしば見られる。それだけお金を使うからには当然、それだけ時間も費やす。

診察室で「スマホは寝ながらでもできる。朝起きたらすぐにアクセスして、あとは夜、睡魔が襲ってきて意識を失うまで、基本的にはずっとやり続けている」と話した男性もいた。30代のその男性は実家が所有しているアパートの一室に住んでおり、大学を卒業してからしばらくはアルバイトをしていたが、いまは何も仕事をしていない。そのアパートの管理人をしているという名目で親から毎月、生活費を振り込んでもらっていたようだが、実際の管理業務は親がしていた。ただ、さすがにこういう状況が長く続くので親が心配して精神科を受診するようにすすめ、それには素直に従って通院するようになった。この男性の場合、この「三年寝太郎」（注・3年間ただ眠り続けた怠け者の男が、突然起き出した末に大きな仕事をやり遂げた、という全国にある民話。もちろん、この男性はまだそういう仕事は始めてもいない）のような生活がただの性格の問題なのか、病的な何かが原因になっているのか、きわめて判断が難しかった。

いまを生きる人たちに心地よい「ASD型ライフスタイル」

私が悩んだのは、次の点だ。

もし、彼に何らかの病的な要素があるとするなら、それは何か。うつ病か、統合失調症か、社交不安障害か、回避型パーソナリティ障害か、それともASDか。これらの診断名には「過剰診断」という問題があることは次の章で詳しく説明するが、受診したからには必要であれば診断をつけなければならない。

本人がいまの状況にまったく葛藤を感じていないから社交不安障害ではない、妄想はないから統合失調症ではない、など一つひとつ可能性を消していくと、残るのはうつ病とASDしかなかった。

もちろん、その二つの疾患が合併することはありうる。ただ、その場合でもうつ病が先にあるのか、ＡＳＤが基礎にあって二次障害としてうつ状態が起きているのか、と考えなければならない。ただ、家族によると子どもの頃から友だちと外で遊ぶことはほとんどなかった、というから、おそらく問題があるとするならばやはりＡＳＤということになるだろう。

しかし一方で、私の中では「この人は単に極端にやる気がなくて引っ込み思案というだけなのではないか」という疑問もずっと消えなかった。もちろん、30代で仕事にも行けずスマホゲームばかりやっているのは問題だが、だからといってそれが病気だとは限らない。極端に消極的なもともとの性格に、いまとくにやりたいことがないという外的な状況が加わってこうなっているだけかもしれないのである。

そんな彼もゲームの中では誰かと交流することもあるが、リアルな人づき合いはほとんどなくなる。そこで使う言葉もごく限られている。

ただ彼は凝り性なので、ゲームの世界ではそれなりの結果を残すこともできるようであった。「対人交流」と「コミュニケーション」が著しく制限された中で、「特異なこだわり」だけが突出しているところは、まさにＡＳＤそのもののライフスタイルと言ってもよいだろう。もちろん、そういった傾向があったからゲームにのめり込んだのか、逆にゲームに夢中になるからますますリアルな対人接触が減るのか、因果関係の方向性まではわからない。きわめて医学的ではない言い方だが、彼にあえて名前をつけるとするならば診断を確定はできないが、その傾向が強い「ＡＳＤ型人間」と言うしかない。

そして、これは彼に限った話ではない。いまや冒頭にあげたＡＳＤの三つの特徴を利用した、ＡＳＤ型人間に向けたかのようなサービスであるスマホゲームの業界は、今や日本の産業を代表する勢いのビッグビジネスになりつつあるということだ。逆に言えば、顔を合わせることなく、制限された中でコミュニケーションを行いながら、ゲームを進めることには徹底的なこだわりを見せる、といういわば「ＡＳＤ型ライフスタイル」は、いまを生きる多くの人たちには非常に心地よいものになりつつあるのだろう。

しかも、こういったゲームを多数リリースしている会社のある経営者は、これを日本だけの傾向とは考えておらず、すでにアジア各国や北米には進出を果たし、これからはヨーロッパや南米なども視野に入れたい、とも語っている。ゲーム業界の経営者たちは、直観的にこのいわば「ＡＳＤ型ライフスタイル」を求めるＡＳＤ型人間が世界中にいることを見抜いているようだ。

「ＡＳＤ型ライフスタイル」さまざまな問題点

もちろん、この状況を手放しで喜ぶわけにはいかない。まず問題になるのは、いくら対面がいらないオンライン上のやり取りやゲームであっても、そこで動くのは最終的にリアルな「お金」なのである。それがしばしば「ＡＳＤ型ライフスタイル」を甘受する人々を混乱に陥れる。ちなみに、先の「起きてから寝るまでゲームをやっている」と語った男性は、結局はお金を使いすぎて自己破産の手続きを取ることになってしまった。

ウェブマガジン『WIRED』は2008年に早くも、ゲームマニアとASDとには関係があることを指摘する研究を紹介した。ボルトン大学のジョン・チャールトンとホイットマン大学のイアン・ダンフォルティが、391人（うち男性は86％）のゲームマニアを対象に、ゲームへの強度の依存と人格との関連の有無について調査を行った。その結果は、「ゲームに深入りする人は、ゲームに興味のない人に比べ自閉症スペクトラム障害に近い可能性がある」という仮説が裏付けられるものだったのだ。

その調査では、ゲームへの強い依存傾向を持つ人ほど、「神経症的傾向」「同調性の欠如」「外向性の欠如」が有意に高いことがわかった。発表者はこの結果から、「自閉症的な傾向を持つ人は、他人とうまくつき合えなかったり、微妙な社会的手がかりがわからなかったり、ユーモアを理解できなかったりすることが多いが、ゲーム依存の人ももともと同様の問題を抱えており、生身の人間よりゲームと関わる方が楽だと感じてさらにのめり込むのではないか」と考察している。(『ゲーム中毒者と高機能自閉症の類似性』研究、WIRED.jp Archives、2008年4月9日号)

その後、同誌は「アスペルガー症候群とハッカーとの関連」についていくつかの記事を掲載している。ペンタゴンのコンピュータに侵入するなど、世界をあっと言わせるハッカーたちがその後、同症候群だと診断されたり自らカミングアウトする事例がとても多い、というのだ。

ただ、先のチャールトンは「ゲーム中毒は自閉症の一種だと主張したいわけではない」と述べている。ゲームにのめり込みやすい人は、それ以前から「他人に感情移入せず、物事を体系化することを好む」という傾向があり、その点において「自閉症スペクトラムの末端にいる人たちに近い存在」というのが、彼らの結論だ。

しかし、先にも指摘したように、この「スペクトラムの末端にいて、そう診断すべきかどうか迷われるような人たち」が、今やごく少数派ではなく、もしかすると若年者のかなりの割合を占めつつある可能性もある、ということが問題だ。そして、いまや彼らをターゲットにしたビジネスが巨大市場にまで膨れ上がっている、というわけだ。

ただ、この人たちもゲームやハッキングばかりやっているわけにはいかず、リアルな「お金」を稼ぎ、社会に参加するために、職場で仕事をしなければならない。ただ、これに関しては、オンライン上の株取引きやプログラミング開発などでも可能であり、実際にそれで巨額の収入を得ている人もいる。

しかし、万が一、この「お金」の問題が解決したとしても、まだ残る大きな問題がある。それは、彼らがオンライン上にとどまり続けると、リアルな結婚ができなくなり、そうなると我が国の最大の問題である少子化がさらに促進する、ということだ。「ASD的なライフスタイル」を可能にする非対面型の仕事、遊びがどんどん増える中で、それでも彼らには「リアルに出てきてもらわなければならない」という理由を一つだけあげるとするならば、それはこの「結婚と子どもの問題」が未解決だから、ということになるのではないか。

拡大し続ける「ASD型人間」を顧客とするビジネス

ただ、実際にはこういった心性を持つ人たちも、最初から「リアルな仕事なんてしたくない」とまでは思っておらず、むしろ彼ら独特の型にはまった思考様式に従って、「大学を出たら就職するのは当然ですから」と就職活動を行い、企業などに就職する場合も少なくない。そうなると当然、彼らと「非ＡＳＤ型社員」との間には齟齬《そご》が生じることになる。

1章ですでに触れたが、ビジネスパーソンがよく読む週刊誌の「大学特集」に、「理系はやっぱり損」と題したレポートが載ったことがあった。もう一度、内容を要約すると、「理系のほうが文系より就職に有利と言われるが、職場での理系出身者の評判は、『実際の仕事では使えない』『コミュニケーション能力や事務処理能力が低い』と非常に低い」というものだ。
そのレポートに「理系人間」の代表として登場するメーカー社員は、インタビューにこたえて次のようなことを語っていた。要約して引用しよう。「周囲の先輩はほとんど文系出身で、あまりにも住んでいる世界が違う。いちばんの違和感は、『この人たちは唯物論で生きていない』ということ。理系の人間はモノとモノの関係性でこの世界を把握しようとする。何か問題があったとき、まずは人間を含めたシステムやルールのどこに問題があったかを最初に考える。でも文系は、『周囲の評判』によって人間を規定しようとする。まわりの先輩が全員原始人に見えました。」（『週刊現代』、２０１２年3月17日号）
自分が周囲に不適応であることを認めながらも、自らのコミュニケーション能力が未熟なのではなく周囲が「原始人」だと決めつける優越感ゆえ、彼は職場では「扱いにくい存在」と思われているようだ。
これも1章で述べたが、ＡＳＤ型人間が増加しているならば、彼らを排除せずに理解し、生かそうとする企業もある。今から6年前の「アスペルガー社員生かす―会社ぐるみで仕事を支援」という記事で紹介された企業には「ＡＳ（注・アスペルガー症候群）向上会」という活動があり、その診断を受けた4名の社員が上司らとともにランチミーティングなどを開催しているのだという。そこでは、上司らとのトラブルの事例報告や原因、対処法の検討などをリーダー役が音頭を取りながら行う。記事の中で同社の幹部は、「もともとは国立大学や大学院を出て能力がある人たちです。うつ病の社員のケアは最近進んでいますが、ＡＳにもきちんと向き合うことが、本人も幸せになるし、会社の全体の業績アップにもつながると信じています」と語っている（『ＡＥＲＡ』、２０１2年3月19日号）。

このように「自閉症スペクトラムの末端にいる人たちに近い存在」の人たちをどう扱うか、という問題については、まだ社会の見解は一致していないようだ。

つまり、冒頭で紹介したように、「リアルな対人交流は苦手だけれど、一つのことへのこだわりは強い、ＡＳＤ型生き方、おおいにけっこう。このサービスがそれを実現します」とばかりに彼らを顧客としたビジネスマーケットは、その是非を問う以前に、すでに成立して拡大の一途をたどっている。

企業では彼らを「浮いた存在」として排除しようとするところもあれば、「もはや彼ら抜きでは会社は成り立たない」と積極的に包摂を試み、彼らの能力を生かそうとする組織もある。いずれにしても、この人たちが結婚や子どもをもうけるまでに現実とコミットメントできるか、という大きな問題は未解決だ。

オンライン上の世界は、ＡＳＤ型人間の永遠の楽園？

そして、ここでもう一つ問題がある。この「自閉症スペクトラムの末端に近い人」でも「理系人間」「天才ハッカー」など突出して得意な分野がある場合はまだよいが、そうでない場合はどうするか、ということだ。先にも触れたが、ネットの世界でのスラングに「コミュ障」というものがある。これは「コミュニケーション障害」の略であり、一般的に使われている説明を見ると、「人とまともに話すことができない、極度の人見知り、対人恐怖症など。長年引きこもり生活が続くと発症しやすいとも、コミュ障の人は引きこもりになりやすいとも言われる」とあるので、これも広い意味では「スペクトラムの末端あるいはそこに近い人」なのだろう。

この「コミュ障」の人たちにもいろいろな段階、つまり「スペクトラム」と言うべき状態が存在し、一切の社会生活から退却しているわけではなく、学生だったりアルバイトに従事していたりする場合も少なくない。そして、この場合のスペクトラムは「対人接触の能力」という軸以外に、「こだわるものが社会的にどれくらい有意義と認められているか、あるいはどれくらい社会的な生産性につながるか」という軸も持つ立体的なものであるべきだろう。そう考えると、この中で割合的にいちばん多いのは、「対人交流はまったくできないわけではなく、やや苦手といった程度。こだわっているものもあるにはあるが、仕事や評価にはつながらない」というあたりに属する人なのではないか、と思われる。

この人たちは、「まわりが原始人なんですよ」と言い切る先の「理系人間」とは違い、「何とかしなければ」という不安や葛藤もそれなりに感じる社会性がある。しかしそれゆえに、「自分を変えられます」と謳う高額の自己啓発セミナーやカルト宗教などの餌食になる危険性も持つ人たちなのである。

しかし、この層の人たちは「スペクトラムの末端」からさらに「正常側」に近いために、職場や学校でもケアの対象にはならない。また、昨今の「自己責任論」が幅をきかせる社会は、「コミュニケーションが苦手なのも、おかしなセミナーにお金をだまし取られるのも、自分自身の責任」と彼らを一方的に責めがちである。

よりはっきりした「ＡＳＤ型人間」にしても、それよりはもっと一般の人たちに近い「コミュ障」にしても、その出現は実は意外に早くから予測されていた。1章でも触れたが、一般の人たちがようやくネットに触れられるようになった１９９８年、小此木啓吾氏はここで話題にしてきたような問題やその人たちを「新しい人たち」として、かなり肯定的あるいは希望的にとらえていた可能性がある。これは、小此木氏だけに限らず、ネット黎明期《れいめいき》の当時の社会的な雰囲気全般を反映するものでもある。

ところが、ここまで紹介してきたように、ネットの発展は予想を超えたものであったにもかかわらず、「自閉症スペクトラムの末端あるいはそこに近いところにいる」と考えられる「ASD型人間」にしても「コミュ障」にしても、彼らをめぐる状況は必ずしも楽観的なものとは考えられない。小此木氏が論じた「1・5のかかわり」だけで完結してしまいがちな人たちは、未来を担う存在として賞賛されるどころか、職場で問題視され排除の対象となったり、さもなくば「うまく仕事ができるように」「ゲームでお金を使いすぎないように」とケアや指導、監視の対象になっているのだ。

それは社会の問題なのか。それとも当事者側の問題なのか。

それに対してここで明確な答えを出すことはできないが、そのヒントの一つが1章でも少し触れた社会学者の宮台真司氏の、民俗学者の大塚英志氏との対談の中での発言にあるように思う。宮台氏は、小此木氏の「1・5のかかわり」を好む心性を持つと思われる人たちに共通して見られる「疑心暗鬼」という心理の危険性を指摘し、それが深刻な社会問題を生んでいる、と厳しく批判している。

この「疑心暗鬼」とは、ASDの人たちが現実の問題に直面したときに二次的に陥るうつ状態や被害妄想状態などのことを指しているのであろうか。それとも、社会全体に宮台氏が指摘するようなこの「疑心暗鬼」の下地があり、それがもともと対人接触が少ない人たちやASD型人間にも猜疑心を植え付け、ネットがそれを増殖して拡散している、ということだろうか。これは私見だが、「疑心暗鬼」は単に「スペクトラムの末端にいる人」が示す反応ではなくて、高度に情報化された現代社会が必然的に持っている問題ではないかと考えている。これまではうかがいしれなかった他人の考えや生活もSNSなどでかなりわかるようになってきた。とはいえ、全部がわかるわけではない。となると、「隠されたあの部分にはどんな考えや生活があるのか」と想像で補填《ほてん》したくなり、それが疑心暗鬼につながるのだ。

そうであれば、もともとは「自分の世界にこもって好きなことができれば幸せ」といった特質を持つＡＳＤ型の人たちも、いくらオンライン上にいたとしても楽園にだけはとどまっていられないのではないだろうか。

強すぎる個性や才能を持つ人は、すべて発達障害か？

しかし、「スペクトラムの末端にいる人」が幸福に暮らせない社会が、それ以外の人たちにとっても決して住みよいものではないことは、ここであえて指摘するまでもないだろう。

ネットで「タレント／発達障害」というワードで検索をかけると、何十万ものホームページやブログがヒットする。その中には自ら発達障害であることをカミングアウトしているタレントなどを紹介するものもあるが、「テレビを見ているとあの人は発達障害としか思えない」という憶測を述べているだけのものも少なくない。

「バラエティーにあの人気歌手が出演していたんだけど、司会者の質問に対してトンチンカンな返答ばかりしていた。あの空気の読めなさは、やっぱ発達障害なんじゃないだろうか？」

「あのスポーツ選手、毎日、同じメニューの食事を摂り、どんなに体調悪くても同じトレーニングを欠かさないんだって。一つのことにこだわり続ける、ってアスペルガーの特徴だよね」

「最近、映画でよく見るあの女優だけど、集合時間に必ず遅刻したり撮影が終わってないのに『飽きた』と帰っちゃったり、ＡＤＨＤだと診断されてる私に似てる。彼女もＡＤＨＤじゃないかな」

タレントの場合は実際には社会的に活躍しているのでまだよいのだが、中には世間を騒がせる犯罪が起きるたびに、「あの容疑者、発達障害じゃないかな」といった声がＳＮＳで上がることも少なくない。理由は、「動機がはっきりしない」「犯行の手口がずさん」「近隣の住民が目立たない人だと言っていた」などごく些細なことだ。

もちろん、その人たちが「絶対に発達障害ではない」とここで断言することはできないが、ちょっとした特徴をとらえて「発達障害では？」と疑ったり「きっとそうだ」とレッテルを貼ったりしすぎているのではないだろうか。

たとえば、タレントとして成功する人は、一般の人とは違った個性があるからスカウトされたり芸能界で頭角をあらわしたりするのだろう。これがもし、どこも目立つところのない平均的な人であれば、よほど突出したルックスの良さや才能がない限り、注目を集めることもないはずだ。

また、とくに音楽などのアーティストの中には、「いったんサラリーマンになったが会社勤めがどうしてもあわなくて音楽の道に戻った」などという人もいるだろう。彼らが社会のレールからちょっとはずれているのは、むしろ当然のことなのだ。最近は作家やミュージシャンにも社交的で礼儀正しく締め切りもきちんと守る、というタイプも増えているとは聞くが、かつては個性的すぎる振る舞いで、マネージャーや編集者泣かせの〝奇人変人〟も少なくなかったと聞く。

たとえば、『怪人二十面相』などで知られる江戸川乱歩は「人間嫌いで、常に家の中に引きこもりがち。彼の書斎には窓が一つもなく、昼間でも明かりをつけなかったが、それは隣の家からのぞかれることを心配してのことだった」と言われるし、『雪国』などでノーベル文学賞を受賞した川端康成は「ほしいものができると何としても手に入れたいと執着し、気に入ったつぼを買うために、一度も執筆したことのない出版社の社長に『あるだけの現金を貸してくれ』と頼みこんで、ついには300万円を借り入れた」といった逸話が知られている。おそらく彼らがいま生きていたら、「発達障害」と言われたのではないだろうか。

5章

過剰診断という悩ましい問題

――世間の望みと医療者が抱えるジレンマ

予約殺到の専門外来。受診するまで3年以上!?

ここまで述べてきたように、発達障害への社会的な関心は高まるばかりだ。教育の場やメディアで取り上げられるばかりではなく、国や行政も動いている。

厚生労働省は２０１７年に都道府県と政令指定都市ごとに発達障害を早期に診断できる医師を養成する「発達障害の医療ネットワーク」と名づけられた取り組みを行うと決めた。

２０１５年に総務省が行った調査で全国27の医療機関を対象に初診の予約を受けてから実際に診察を行うまでの期間を尋ねたところ、「平均で3カ月以上」と答えた医療機関が約半数を占めた。それを受けて厚労省は、発達障害を早期に診断する体制を広げる必要があるとして、地域のかかりつけ医などが研修で専門的な知識を学び、診断を担えるようにする体制を整えることにしたのだそうだ。

それ以外にも厚労省は、２０１８年度は発達障害への対応として全体で５・９億円の予算をあてる計画を立てた。これは、２００５年度にはじめてこの項目が作られたときの２・１億円の約３倍にもあたる。内容は盛りだくさんで、とくに今年度（２０１８年度）は「同じ悩みを抱える当事者や家族どうしが支え合う取り組み」「専門的な医師を養成する新規事業」、さらに「発達障害者雇用トータルサポーターの新設」、先に紹介した「発達障害の医療ネットワーク」なども予定されている。

おそらくこういうニュースを見ると、多くの人は「国がここまで本気を出すとは、発達障害ではいち早く診断を受けたうえで障害の特性にあった支援を受けることがそれほど必要なのだろう」と思うはずだ。そしてわが子の行動やコミュニケーションに何らかの問題を感じているような親は、「ウチの子も早く診断を受けて、必要なら適切な支援を受けないと大変なことになる」と焦って、専門的な医療機関にはさらに予約が殺到する……といった事態が起きることが予想される。

子どもだけではない。おとなの中にも「私は診断も適切な支援も受けてこなかったが、仕事や人間関係がうまくいかないのは、実は発達障害が見逃されてきたからではないか」と不安を抱く人も出てくる。そういう人がいま、「おとなの発達障害を診ます」と謳っている医療機関に押し寄せている。

その一つが昭和大学附属烏山病院である。この病院の精神科はベストセラーとなった『発達障害』（文春新書〈２０１７〉）の著者である岩波明氏が診療科長を務め、おとなの発達障害の専門外来とデイケアを２００８年6月から行っている。昨年（２０１７年）まで、この外来での診察を希望する人は、まず月に1回の予約日に電話をかけなければならない。１カ月間の予約を受け付けるのがたった1日だけだった。しかも、8時30分の受付開始からわずかな時間で1カ月間の予約はすべて埋まってしまったという。同病院のホームページにはこう書かれている。

「成人の発達障害の方を対象に診療を行う医療機関が全国的に少なく、全国から当院にお問い合わせをいただいております。

診療枠はできる限り増やして対応しておりますが、受付開始から2時間ほどで予約枠がうまってしまうため、みなさまのご希望に添えない状況が続いております。ご理解のほど、よろしくお願い申し上げます。

初診予約の電話受付時には、全国から多数の申込みをいただくため、電話が大変混み合って繋がりにくい状態となります。」

つまり、電話をかけてもなかなかつながらず、10時45分頃やっとつながったと思ったら「来月分はすべて埋まりました」というアナウンスが流れる、ということがしばしばあったわけだ。その場合は、また1カ月待って次の予約日に電話をするしかないのである。

ちなみに今年、2018年から予約方法が変わり、電話の前に、往復はがきでの申し込みが必要になったそうだ。これまでより、さらに予約までの手順が増えたようだ。

同大学が厚労省の2013年度障害者総合福祉支援推進事業として行っている「成人期発達障害支援のニーズ調査報告書」には、自閉症スペクトラム障害と診断されている成人の当事者へのアンケート結果がこう紹介されている。

「本人の障害を疑ってから専門外来を受診するまでに、どのくらいの期間を要したのか家族を対象に調査した結果（179名）、3年以上と回答した人が半数以上であった。その理由として『相談場所がわからなかった』『専門外来がなかった』の回答が多く、継続的に受診したいと希望した者は9割以上であった。」

もちろん、これはおとなに限ったことではない。

NHK－ETVの福祉番組「ハートネットTV」では2013年に早くも「待たされる時間」と題して、この問題を取り上げている。番組では、わが子の発達障害を疑ったが、「医療機関を受診しようとしたら、半年待ちと言われた」「療育機関に申し込んだが、3カ月待たされた」といった生の声も紹介された。

またネットの掲示板でも、「子どもを受診させたいので発達障害のクリニックを教えてください」といった投稿には、いくつかのクリニック名とともに必ずと言ってよいほど「初回の電話はかなりつながりにくいので早めに動いたほうがいいですよ」「予約は半年待ちなので覚悟してください」といったコメントがつけられている。

実際の診断の流れ――「丁寧コース」と「簡単コース」

ではそうやってようやく予約を取り、半年も待たされてついに受診の日が来た場合、診察はどういう風に進められるのだろうか。

ここではおとなのケースについて、述べてみよう。驚くかもしれないが、これには「丁寧コース」と「簡単コース」がある。まず「丁寧コース」からにしたい。

成人の発達障害診断・丁寧コース

1・受診まで

①予約電話がつながった時点で、診察日にはできれば次のものを持ってくるように言

われる。

・母子手帳（出生時の状況や乳幼児健診で何らかの発達の遅れを指摘されたことはないかをチェックするため）

・小学校時代の通信簿（科目ごとの成績のムラ、「落ち着きがない」「会話が少ない」などのコメントをチェックするため）

②クリニックが独自に作っている「子どもの頃からの困りごと」「いまの困りごと」を尋ねる問診票を送るので、記入して初診時に持参するように言われる。

③当日は、できれば親やきょうだいなど本人の子どもの頃のことを知る人に同伴してもらうよう、それが無理なら子ども時代を知る人に発育を知る手がかりになるような、学校や家庭での様子についてのメモを書いてもらい、持参するように言われる。

2・受診日

①問診

診察自体はふつうの精神科の初診外来と同じ。医師は持参した問診票や資料に目を通しながら、「子どもの頃からの問題」と「いまの問題」について客観的情報、主観的情報を集めていく。診察時の本人の表情や話し方、服装や態度なども、医師にとっての重要な情報となる。問診の中で医師は、どういう検査を受けてもらうかを決めていく。発達障害が強く疑われた場合には次に記すような検査を受けることになる。また、ほかの疾患の可能性がないか（「鑑別診断」と呼ばれる）も同時に行われる。これについては後ほど詳しく述べたい。

②検査

ＷＡＩＳ－Ⅲ（ウェクスラー成人知能検査）

知能検査により、知的な問題はないか、また知的機能の著しい偏りはないかを調べる。中には、パズル問題は得意だが言語の問題はまったくできない、といったケースもある。この検査には2時間ほどを要する。たいていの場合、臨床心理士が検査を行う。

3・結果説明

知能検査の結果が出て、レポートができあがるまで1週間から10日を要することが多いので、それに合わせて次回の予約日が設定される。

そこで、問診や検査の結果を総合し、DSM－5など現在の診断ガイドラインにあてはめた場合、発達障害と診断されるかどうか、診断されるならどのタイプに近いと考えられるかなどが説明される。

ただし、とくにおとなの発達障害の場合、診断を確定するのは容易なことではない。ここで親切な医師ならそのことも説明し、「説明に疑問があればセカンドオピニオンを受けてはどうか」と勧めるかもしれない。とはいえ、セカンドオピニオンを希望する場合には、また専門外来に予約から取り直さなければならないので、何カ月もの時間を要することになる。

4・治療

もし、診断が「発達障害の可能性が高い」というもので本人も納得した場合には、その後どうするかを話し合わなければならない。病院やクリニックによっては「ここは診断だけ。治療は別の医療機関を紹介します」というところもあれば、診断をつけた医師が継続的に治療を担当というところもある。治療には、薬物療法、デイケア、心理療法などがある。当事者グループに参加することを勧められる場合もある。問題がごく軽微な場合は、数カ月に一度、経過を見るだけにとどめることもある。

これが「丁寧コース」である。ところが実は、ここまで丁寧に診断をつけてくれる医療機関はそれほど多くない。そして、こういうところは例の「予約半年待ち」ということになりかねない。

以下は特定の一つのクリニックのことではないのだが、実際に私の担当していた複数の患者さんたちから聴いた話をまとめてみた。

成人の発達障害診断・簡単コース

メンタルクリニックなどでふつうに初診の予約を取る。数日から数週間先の日を指定されることが多いが、中には「予約はいりません。当日いらした方も何時間かお待ちいただければ診察します」というところもある。患者さんにとってはとてもありがたいと感じられるだろうが、健康保険を使った場合、初診のワクはたいていの場合、20分〜30分がせいぜいである。

診察で聞かれることは、「丁寧コース」と大きくは変わらない。「子ども時代の困りごと」や「いま現在の困りごと」を尋ねられるであろう。骨子だけなら15分程度でも十分に聞くことはできる。

そして医師は自分のこれまでの経験と知識、そしてカンを働かせ、「発達障害でしょう」「発達障害ではないでしょう」と白黒をつけるのだ。ここが「丁寧コース」とは大きく違う点である。

発達障害ではなく、別の病気が隠れている可能性も

実は、私も自分から「私、ＡＤＨＤだと思うのですが」と申告して受診する人の中で、明らかにそうではないと思われるケースに関しては、この「簡単コース」を用いて「いや、その可能性はないと思いますよ」と伝えることがある。発達障害の場合、「違うと思う」というのはある程度、わかるのだが、何せ決め手となる検査所見やレントゲン所見などがあるわけではないので、短時間で「間違いなく発達障害です」と診断を確定するのは難しい、というよりほぼ不可能なのである。

それどころか、「簡単コース」では次のような間違いが起きる危険性がある。

発達障害に見える言動には、ほかのさまざまな疾患や問題が隠れている可能性があるからだ。

「ほかの疾患や問題」には、「からだや脳に原因がある器質的問題」と「心に原因がある心因性の問題」とがある。後者に関しては、たとえ初期の段階でどちらかはっきり区別がつかなかったとしても診察に通ってもらう中で、ゆっくり判断してもそれほど問題ではない。もちろん、その場合も医師は「アスペルガーの傾向があると考えて通ってもらっていましたが、どうやらそうではなくて、社会不安性障害のようですね」などと診たてが変わったことを伝える必要があるのだが、とにかくその変更で致命的な問題が生じることは少ない。

問題は前者の「からだや脳の問題」だ。これには、たとえばてんかんや先天性の代謝異常やホルモン異常、染色体の異常などが含まれる。その場合は血液検査、脳のCTや脳の血流を診る必要があり、問題を見逃すときにはその人の人生に決定的なデメリットを与える場合もあるのだ。ただ、もしこちらであれば、成人になる前、小学校や中学校などで問題に気づかれて小児科などを受診している場合が多いので、それほど見逃しはないのだが、中にはそうではないケースもある。

たとえば、かつて大きな企業の健康管理室にいる産業医から「上司の指導内容や指示を覚えられない。話をしているうちにボーっとして意識が遠のくような表情になる。発達障害ではないか」と言われたと、若い社員が受診したことがあった。本人はたしかにコミュニケーションが得意そうではなく、「いわゆる自閉症スペクトラム障害か。だとしたら専門外来を勧めようか」と思った。ただ、よく聞くとときどき上司から指導されたこと自体、まったく記憶にないこともあるのだという。また、上司と話しているときだけではなく、友人といるときや家にいてもときどき、意識が遠のいてまわりの人の言葉が理解できなくなることがあるとのことだ。

これは発達障害とは言えないのでは、と脳波検査をしてみることにした。そうすると、脳の側頭葉にあたるところに明らかに異常波が出ている。この人は、「複雑部分発作」に分類されるてんかんと診断された。この複雑部分発作では、意識が徐々に遠のいていき、周囲の状況がわからなくなるような意識障害が見られるが、多くの場合で発作中に倒れることはなく、周囲からは「急に動作が止まった」「ボーっとした表情になった」と見える。「意識消失」ではなく「意識減損」という状態になるのだ。

もちろん発達障害でも脳でなんらかの器質的な問題が起きていると言われているが、まだどこの部位にどういう原因でどんな異常が生じているかは明らかにされていない。それに比べててんかんは、脳の一部の電気的な暴走だとわかっており、脳波検査により部位も特定できて、それに応じた薬物療法も確立している。この人の場合も、カルバマゼピンという複雑部分発作の特効薬と言われる薬を服用してもらうことで、意識が減損する発作はほとんど見られなくなった。もちろん、仕事での支障もかなり解決された。

このように、まわりからは「発達障害ではないか」と見えても実は別の病気が隠れている、というケースもときどきあるのだ。

だから、問診しながら「これは別の病気の可能性もある」と感じたら、医師は前述したように血液検査や脳の検査などいくつかの検査をプランニングし、ほかの問題を否定していかなければならない。

「簡単コース」での診断は危険

そうやって「これでもない」「あれでもない」と一つひとつ可能性を消去して（「鑑別診断」という）、それでも問題が残れば「発達障害としか考えられない」ということになる。こうやって一つひとつほかの可能性を取り除いて診断をつけるやり方を医学的には「除外診断」と呼ぶ。これは大変手もかかり、「これしか残らないから発達障害」というのはすっきりしない診断法なのだが、発達障害の中でもとくにおとなの発達障害は、骨折のように「レンドゲンに骨折線が写れば骨折」とか「血液検査で血糖値がこれ以上なら糖尿病」などというように診断を確定させる目印があるわけではないので、この方法を採るしかないのだ。

診断では、ここに大変に時間と手間がかかるのだが、本来ならここをきちんとやらなければ誤診やほかの重要な身体の疾患の見のがしにもつながってしまう。発達障害は最近、「よくわからないけれど何か問題がありそうだからたぶん発達障害だろう」というい わゆる〝ゴミ箱診断〟に使われる傾向があり、それは大変に深刻な問題だと思う。

先の会社員のケースでも、もし医師である私が「産業医もそう言ってるし、会社で問題があるなら、たぶん軽い発達障害なのでしょう」と言ってしまっていたら、てんかんを見逃すことになっていた。てんかんであれば適切な薬物療法もあるのにそれを受けることもできず、意識の減損を伴う複雑部分発作が頻発するのに周囲から「ああ、あいつは発達障害だからああなるらしい。治療法はないようだから、まあミスをしても大きな穴があかないような部署に回すしかないな」などと思われたら、本人にとっても会社にとっても損失でしかない。

こういうことがあるので、いくら何カ月も待たなくてよいと言っても、発達障害の「簡単コース」での診断はやはり危険なのだ。

いちばん大切なことは「早期の正しい診断と適切な支援」？

では、なぜこういった「簡単コース」での診断が行われるのか。また「丁寧コース」の場合は何カ月も待たされることになるのか。もちろん、問題の一つは「専門医が少ない」ということなのだが、それだけなのか。

おそらくこの「発達障害の外来に子どももおとなも殺到」の背景には、一般の人たちがこの問題にやや敏感になりすぎて「私や私の子どももそうなのでは」と過剰に心配するようになったことと、もう一つ、行政側や一部の医師側も「発達障害を見逃すな」とどんどん診断をつけるようになっていることが関係しているのではないか。

私は精神科医として個人的に、この傾向にやや疑問を抱いている。

子どもはいち早く専門家による診断を受けて、発達障害の可能性ありとなったら、適切な医療や教育などの支援を受ける。おとなの場合も、これまでの自分の〝生きづらさ〟の理由が発達障害であったことを一日も早く専門家に特定してもらい、もし間に合えばこれからでも何らかの支援を受ける。「早期の正しい診断と適切な支援」、これが発達障害ではいちばん大切なことなのだろうか。

これに対していま、専門家の間からも疑問の声が出ている。

その疑問の声の一つは、「診断があまりにわかりにくい」ということだ。とくに「おとなの発達障害」については、世界の精神科医の診断のバイブル、DSMにもその記載がない。だから、先ほど「おとなの発達障害」の診断の手順について述べたときに触れたように、診断の決め手が見つからず、ときには「ゴミ箱的に診断が使われる（「ほかの疾患という診断が確定しないから、たぶん発達障害でしょう」というように）」こともある。

また、この原因の一つとして、診断ガイドラインも頻繁に変わり、医師もはっきり言ってそれについて行けないという問題もある。

もう一度、確認しておきたいが、現在「発達障害」には、大きく分けて「自閉症スペクトラム」「注意欠如・多動性症候群（ＡＤＨＤ）」「学習障害」の３種類が含まれる。このうち、「読字障害（耳で聴くと理解はできるが文字が読めない）」「書字障害（読めるが書けない）」「算数障害（算数が極端に苦手）」などの種類がある「学習障害」については、小学校に入って授業を受けるようになってしばらくするとおのずと気づかれることになる。その子の授業の理解度全体、生活全体からとくに知的な遅れがあるようには思えず、学習の意欲もあるのに、たとえば「高学年になってもひらがなが読めない」となると、教師や親は「何か問題があるのでは」と疑わずにはいられないだろう。また、本人も「自分はこれが苦手」とある程度は意識できるので、おとなと協力してそれに応じた学習法や仕事のスタイルを見つけることもできる。

それに比べて、自閉症スペクトラムとＡＤＨＤはいわゆるグレーゾーンが広く、子ども時代は気づかれずに、おとなになってからよりデリケートな人間関係の場面を経験したり仕事で責任を負わせられるようになってはじめて、「この障害では」と疑いを持つケースもある。また、学習障害のように特定のことがはっきりできない、といったわかりやすい問題がないこともあり、診断がより難しい。

そういう中で、とくに自閉症スペクトラムについては、次に述べるように診断ガイドラインも流動的だ。

先にも述べた通り、いま世界でいちばん使われている診断ガイドラインは、アメリカ精神医学会が発行している「Diagnostic and Statistical Manual of Mental Disorders」で、日本では「精神障害の診断と統計マニュアル」と訳され、通常は頭文字をとってDSMと略称で呼ばれているものだ。現在は2013年5月18日に公開された第5版、通称DSM－5が使用されている。これは第4版であるDSM－IVから20年ぶりに改訂されたものだ（第4版は「IV」とローマ数字なのに第5版は「5」になっていることからも、統一のなさがわかるのではないだろうか）。

DSM－5では、全体的な診断法自体がDSM－IVから大きく変わっているのだが、それについてはここでは立ち入らず、発達障害についての目立った変更点だけを上げておこう。

3章でも触れたように、DSM–Ⅳでは先天的な脳の障害によって広範な領域に生じる発達上の障害を「広汎性発達障害（PDD）」という概念で表現していた。これに含まれていたのは、次の疾患である。

・自閉性障害
・アスペルガー障害
・小児期崩壊性障害
・特定不能の広汎性発達障害、非定型自閉症
・トゥレット障害

ところがDSM–5では、広汎性発達障害という概念が廃止され、自閉症スペクトラム（ASD）という診断名が採用されたのだ。自閉症スペクトラムというのは、各発

達障害を「連続体」（スペクトラム）として捉える概念だ。この変更に伴い、「アスペルガー障害」といった個別の名前は正式には消えてしまうことにもなった。

そして、ＤＳＭ－Ⅳでは「社会性の障害」か「常同性」のどちらか一つがあれば広汎性発達障害であったが、ＤＳＭ－５ではその両方がないと「自閉症スペクトラム」とは診断されない。この変更によって、これまでの「広汎性発達障害」の中のとくに「特定不能の広汎性発達障害」と診断されていた人の中で、「あなたの場合は二つの要件のうちの一つしか満たしていないので、自閉症スペクトラムとは診断されません」と除外される人も出てくることになった（ちなみにこれまでも「自閉性障害」「アスペルガー障害」の人たちはこの二つの要件を満たしていたので、ＤＳＭ－５で診断から外されることはないと考えられる）。その逆、これまで広汎性発達障害とされてこなかった人が、ＤＳＭ－５では自閉症スペクトラムとなるという可能性はない。つまり、診断の範囲が若干、狭まったということだ。

ある時代には「あなたは医学的に発達障害です」と言われていた人が、別の時代には「発達障害ではありません」と言われる。

また、「アスペルガー障害」とされてきた人が、「いまはみんな〝自閉症スペクトラム〟ですから」とそう呼ばれなくなる。

これだけでも、この発達障害という概念がどれくらい流動的かわかるだろう。

世間の人の望みと医学者の間に横たわるズレ

そして、この「診断範囲の狭まり」は科学的な根拠より、社会的、政治的な意図に基づいていると主張する人もいる。精神科医の松崎朝樹氏は精神科医ジョエル・ハリス氏の翻訳書の中でこう訳している。

「DSM-5の（注・発達障害の）定義は狭いとはいいがたいが、自閉症の『流行』に抵抗することを多少は意図しているため、患者活動家などが願っていたものよりは制限されている。Frazier（２０１２）は、ＤＳＭ－５とＤＳＭ－Ⅳを比較した場合に診断基準を満たさなくなる12％の患者（女性を多く含む）をふたたび障害と診断するために診断基準を緩和することを提案した。」（『ＤＳＭ－５をつかうということ―その可能性と限界』、ジョエル・パリス、メディカル・サイエンス・インターナショナル〈２０１５〉）

そんなことで診断基準が変わったり、変更が加えられたりするのか……。

精神医療の外にいる人は、この〝あいまいさ〟にショックを受けるかもしれない。

さらに、発達障害の場合、いまだにその原因も障害のある部位も正確には特定されていない、という問題がある。

たとえばこれが「胃がん」なら、診断ガイドラインが変わるたびに「これまで胃の悪性腫瘍は胃がんと呼ばれていましたが、これからは〝マチュラチュ病〟と呼びましょう」となったり、「早期胃がんは、胃がんではなく『胃潰瘍症候群（悪性）』としてがんの仲間からはずれることになりました」となったりすることはありえない。また、臨床現場でも「胃がんだとは思うけれど、がんがどこにあるのかは見えないんですよ。

だから、とりあえず抗がん剤は飲むことにしましょう」ということもないだろう。

ところが、こと発達障害に限っては、何らかの先天的な脳の神経発達の障害であるらしい、というところまではわかっていながら、それ以上、どこにどういう障害が起きているのか、その原因は単に遺伝子の変異なのか、それとも別の要因があるのかもわからなければ、そもそもどういう状態を指して発達障害のどの分類に組み込まれるのかさえも、診断ガイドラインごとに違っていたりするのだ。

こういう混乱の中、「あえて発達障害だと診断をつけなくてもよい例があるのでは」という意見も目につくようになってきた。

たとえば、医師や医学生向けの情報誌で、二人の著名な精神科医がこう語り合っている。

ちなみにこの中で言われている「定型発達」とは、一般的には「正常」「健常」と考えてもらってよい。まず以下を読んでみてほしい。

滝川一廣　そもそも『定型発達』という概念自体も、便宜的なものですからね。定型発達という明確な発達があるわけではなく、平均的にはこうだと言っているだけです。身長などでも、平均ぴったりの人は、全体の中では逆にマイノリティですよね。それを基準に、『これだけ平均からずれているから障害』と明確な線を引くのは、本当は無理があるのです。実際には、連続的につながっている。定型発達か発達障害かで悩むような例は、『80％定型発達、20％発達障害』なのかもしれません。

青木　結局、病気は一人ひとり違います。診断基準や分類は『最初の足場』と考えて、非定型は非定型としてそのまま認めたほうが豊かな精神医療ができるのではないでしょうか。（『週刊医学界新聞』、２０１７年６月５日、医学書院）

つまり、はっきり診断がつかない例もあるし、そういう場合はあえて「発達障害です」と診断をつける必要もないのでは、という話だ。

それからこの二人の専門家の話は、「定型発達と発達障害の典型例の間に『グレーゾーン』がある」という話題に移り、「治療者も自分の中のグレー性に気づくべきじゃないか」という話になるのだが、診断や治療を求めている親や教師としては、専門家から「発達障害かどうか、グレーゾーンですね」と言われたり、「精神科医である私もグレーですから」などと言われたりすると、「結局、発達障害かそうじゃないのか、精神医療ははっきり決められないの？」と不信感と不安感がつのるばかりではないだろうか。

ちなみにこの二人の精神科医のうちとくに滝川氏は、児童精神医学の権威として著名だ。その人が「正常か発達障害か、はっきり分けられないケースも多い」と言っているのである。

たとえそれが医学者としてはとても誠実な意見であっても、世間の人たちは「私や私の子どもは発達障害なの？　違うの？　はっきりさせてほしい」と望むであろうし、厚労省も「かかりつけ医に研修を行い、発達障害かどうか診断できるようにします」と政策を打ち出す。ここには大きな矛盾、ジレンマがあるのだ。

発達障害の激増を招いている、いちばんの要因は？

「いや、そうだとしても発達障害が増えているのは事実なんだから、グレーゾーンとかなんとか言っていないで、診断がつくものにはつけてほしい」という声もある。

文科省の調査では、2015年5月1日の時点で発達障害により学校で通級指導を受けている子が、前年度比6520人増であったそうだ。調査を始めた1993年度との比較では7・4倍増となっている。潜在的には通級指導が必要な子はさらに数万人以上いる、との説もある。

しかし、「発達障害が激増」という言い方に科学的な根拠があるとは思えない。自閉症スペクトラムでは現在、「ゲノムワイドアソシエーションスタディ（genome-wide association study: GWAS）」という大がかりな遺伝子研究が行われている。診断が確実な自閉症スペクトラムや注意欠如・多動性障害の人から遺伝子サンプル（血液、頬粘膜など）を提供してもらい、そのゲノム（遺伝子）配列を、多数の定型発達のそれと比較している。その結果、複数の候補遺伝子が見つかってきているが、そこから先がなかなか進まないのだ。

ただ、この遺伝子説が有力であるとするならば、「発達障害が激増している」とはとても考えられない。人の遺伝子配列は数十年で変化するものではないからだ。しかし、実際にその診断を受ける子どもが増えているのは事実だ。では、なぜ障害自体が激増しているとは考えにくいのに、そう診断されて支援を受ける子どもが増えているのか。

その最大の要因は、「これまでそう診断されずにいた人まで、クリニックなどを受診して診断を受けるようになったから」であろう。あるいは、これまで何らかの問題を抱えて受診する人がいた場合、医者が「そうですね、不安障害でしょう」などと診断していたのが、最近は「実はあなたは発達障害です」とその診断をつける確率が高まっているのかもしれない。

つまり、一つは「発達障害への社会的な注目の高まり」によって、診断を求めて受診する親子が増えたということ。そしてもう一つは、私たち医者側の診断の増加、もっと言えばそう診断する必要がないケースにまで「過剰診断」をしている、という問題もそこにはあると考えられる。もっと具体的に言えば、言葉の発達がまわりより遅れている子ども、幼稚園や学校で集団に入りにくいという特徴を持つ子ども、あるいはちょっとしたこだわりがある子どもなどがいると、親や教師が心配してすぐに小児科や精神科を受診させる。また、医師もすぐに「自閉症スペクトラムですね」と診断名をつけてしまう、ということだ。

その場合、親や教師が心配して受診させるのは当然のことと言える。この場合、いちばんの問題は、医師が「すぐに発達障害と診断をつけること」にあるのは間違いない。

たとえば「手足口病」など、見た目にもわかる症状がはっきり出たり、「インフルエンザ」のように検査所見で陽性・陰性がはっきりわかったりする疾患と異なり、発達障害を含む精神疾患は、どうしても診断に医師の先入観や主観が入るのを完全には排除できない。そこで従来であれば、「心配いりませんよ」「もう少し経過を見てみましょう」といわれたようなケースも、最近は「自閉症スペクトラム障害ですね」と発達障害として診断されがちなのではないか。そして、「誤診」と言うのはやや言い過ぎだが、あえて「発達障害」と名づける必要もないものが含まれているのではないか。「過剰診断」とは、そういう現象を指す。それが全体として、「発達障害の激増」を招いている、ということだ。

精神医療の診断では、医師の主観を排除できない

もちろん、精神医学は医学の一分野なので、基本的には「診断に主観が入り込む」

などということはあってはいけない。いまは若い精神科医の教育では、経験や主観が診断に入り込むのを排除するために、患者の訴えからなるべく客観的な問題を記述して整理し、そこから考えられる疾患をできるだけたくさんあげて一つひとつ消していき、候補として残った疾患をガイドラインに照らし合わせながら絞り込む、という「操作的診断」が主流になっている。しかしこと精神医療の場合はほかの科と違い、データ（血液検査や画像診断などの結果）が多くあるわけではないので、完全な客観的診断は不可能だ。また、それが進みすぎることで「患者さんの生活や社会的背景、心理が無視される」といった批判の声も、精神科医たち自身から上がっている。ただ「診断は機械的作業ではない」という批判はもっともらしく聞こえるが、それに偏りすぎると今度は再びあまりに経験主義、主観主義に偏ってしまう、というジレンマを精神医療は抱えているのである。

まとめて簡単に言えば、精神医療の場からは医者の主観を完全に排除することはできないし、そうすべきでもない、ということなのだ。

この「『主観と客観の間』にある」という精神医療のそもそもの性質が、「過剰診断」などいろいろな問題を生むことにもなる。

ある精神科医の会合で、認知症の研究で知られる大御所の精神科医がおもしろい話をしてくれた。

「私は自治体の医師会に頼まれて講演をすることが多いのだけど、たとえば先方の要望で『レビー小体型認知症』という特殊な認知症について話してほしい、と言われてそれについて講演すると、その後、その地区でレビー小体型認知症が増えるんですよ。」

つまり、講演を聴いた精神科医に「レビー小体型認知症」という疾患が強烈にインプットされ、臨床の場面で患者さんを診察していろいろな疾患の可能性を考えるとき、どうしても「お、これはこの間聴いたあの病気なのではないか」とその医者の疾患リストの上位に「レビー小体型認知症」が出てきてしまう、ということだ。

もちろんそれが正しい診断で、そのおかげで適切な治療を受けられた、というケースも少なくないだろう。しかし一方で、本当はその特殊な疾患ではなく、加齢による変化が原因の「老人性認知症」の人もいるのではないか。だとすると、特別な治療ではなく進行を防ぐための一般的なクスリや漢方薬で様子を見ればよい、ということになる。明らかにレビー小体型認知症は「過剰診断」だ。

こういう話をすると、「精神医療ってなんていいかげんなんだろう」と思う人もいるかもしれないが、先ほど述べたように精神医療には「主観と客観の間」で診断や治療をしなければならない、というそもそもの性質があるので、どうしてもこういう問題が出てきてしまうのである。

うつ病急増の影に潜む、製薬会社のキャンペーン

実は、この過剰診断の問題は、発達障害だけで起きているのではない。もっともこ

れが大きな問題になっているのが、うつ病だ。

なぜそんなことが起きるのか。精神科医の診断技術が劣化しているのか。そうではなく、その背景にあるのは「製薬会社のキャンペーン」だと言われている。製薬会社の熾烈《しれつ》な国際競争が、結果として過剰診断の問題を生んでいるのだ。うつ病を例に、そのことを説明してみよう。

いま、「日本でうつ病が増えている」と言われている。この意見に対して、「そんなことはない」と反論する人はまずいないだろう。

しかし、2010年1月6日読売新聞に載った次の記事を見てほしい。記事の前半を引用させてもらおう。

「うつ100万人　陰に新薬？　販売高と患者数比例」

うつ病患者が100万人を超え、この10年間で2・4倍に急増している。不況などの影響はもちろんだが、新規抗うつ薬の登場との関係を指摘する声も強い。安易な診断や処方を見直す動きも出つつある。

東京の大手事務機器メーカーでは、約1万2000人いる従業員中、心の病による年間の休職者が70人（0・6％）を超える。2カ月以上の長期休職者も30人を超えた。多くがうつ病との診断で、10年前までは年間数人だったのが、2000年を境に急増した。

この会社の産業医は、「『うつ病は無理に励まさず、休ませるのが良い』との啓発キャンペーンの影響が大きい」と話す。うつ病への対処としては正しいが、「以前なら上司や同僚が励まして復職させたタイプにも、何も言えなくなった。性格的な問題で適応できない場合でも、うつ病と診断されてしまう」と、嘆く。

国の調査では、うつ病など気分障害の患者は、2000年代に入り急激に増えており、一概に不況だけの影響とは言えそうにない。

患者急増との関係が指摘されているのが、新規抗うつ薬「SSRI」だ。年間販売高が170億円台だった抗うつ薬市場は、1999年にSSRIが登場してから急伸。

2007年には900億円を超えた。

パナソニック健康保険組合予防医療部の冨高辰一郎部長（精神科医）によると、欧米でも、この薬が発売された80年代後半から90年代初めにかけ、患者の増加がみられた。冨高部長は「SSRIが発売されたのに伴い、製薬企業による医師向けの講演会やインターネット、テレビCMなどのうつ病啓発キャンペーンが盛んになった。精神科受診の抵抗感が減った一方、一時的な気分の落ち込みまで、『病気ではないか』と思う人が増えた」と話す。

田島治・杏林大教授が、学生にテレビCMを見せた研究では、見なかった学生の倍の6割が「気分の落ち込みが続いたら積極的な治療が必要」と答え、CMの影響をうかがわせた。

「患者急増との関係が指摘されているのが、新規抗うつ薬『SSRI』」というフレーズに「どうして？　なぜ新薬が出ると病気が増えるの？　逆に、病気が増えたから新薬が出たんじゃないの？」と思う人がいるのではないだろうか。

そこには、次のようなからくりがあるのだ。

新薬が出ると、製薬会社は巨費を投じてキャンペーンを行う。製薬会社は民間営利企業なのでそれは当然だが、クスリの量販店などで売っている市販カゼ薬とは違い、医師の処方箋が必要な処方薬は宣伝が難しい。いくらCMなどを流しても、患者が直接、その薬を買うわけにはいかないからだ。

では、どうするか。従来は、製薬会社は処方を行う医師に直接、アプローチをしていた。MR（医薬情報担当者、medical representative）と呼ばれる製薬会社の担当者が病院やクリニックを回り、個人的に新薬の説明をしたり院内で研修会を開催したりしていたのだ。

ところが、製薬会社どうしの競争が加熱した結果、医師に対して過剰なサービス（飲食の接待やグッズの提供など）をする会社も出てきた。実は私が研修医になった30年前には、MR（当時は単に製薬会社の営業担当者と呼ばれていたが）が病院の医局に始終いて、医師と将棋をしたり院外に出られない医師のかわりに買い物をしてきたり、いま考えるとまさに〝癒着〟していた。その病院は地方にあったこともあり、ＭＲの人たちは強引にクスリを医者に売り込むことなどもなく、たまに「先生、新薬の処方も頼みますね」と言うくらいだったように記憶しているのだが、それでもいまだったら将棋や買い物は利益供与とみなされ、コンプライアンス違反として大きな社会問題になったであろう。現在では、ＭＲと医師の接触を厳しく制限する病院がほとんどで、〝癒着〟と思われるような行動はほぼなくなった。

そうなると、製薬会社は別の方法で自社の製品をプロモーションしなければならなくなる。

それば、「患者掘り起こし（disease mongering）」と呼ばれる方法なのだ。

最近テレビのＣＭや電車の中吊り広告で、「皮膚科医が解決できる抜け毛があります」「禁煙は内科医に相談しましょう」「突然の腹痛はＩＢＳという病気かもしれません」といった薬剤名や病院名が記されていないものを見かけることがあるだろう。これはどこが広告費を出している宣伝なのか。厚生労働省かどこかの役所による健康情報の発信なのだろうか。そうではない。これは製薬会社によるコマーシャルなのだが、そこで宣伝したい薬は薬局で市販されている処方薬ではなく、病院で医者が処方する薬であるため、まずは「あなたもこの病気かもしれません。病院に行きましょう」と促しているのだ。

「プチうつチェック」で促す、患者の掘り起こし

たとえば、女性雑誌に載っている「プチうつ診断チェック」などもその可能性がある。2000年代に入った頃から、女性雑誌などで急にこんな特集が増えた。

「今、20代、30代の女性にプチうつが急増中！

一見、うつ病には見えず、症状も軽めなのですが、放置するとなかなか治らないの

が、プチうつです。あなたも知らない間にプチうつになっていませんか？　正しい知識を身につけ、早めの対策、しちゃいましょう！」

そして短い解説とともに次のようなチェックリストが掲げられており、このうちいくつにマルがつけば「プチうつ」、さらにマルが多い場合は「もしかして本格的なうつ病の始まりかもしれないから専門医に相談を」といったアドバイスが記されている。

「睡眠不足が続き、心もからだもエネルギー不足だと感じる」
「カゼでもないのにからだがだるくて重く、熱っぽい」
「なんとなくイライラし、カレシや親友とも小さなことでケンカになる」
「目につくのは悲惨なニュースばかり、自分の将来にも夢が持てない」
「勉強や仕事でもミスが続いて、自信がガタ減り」
「自分だけがダメ人間、という気分で涙が出てくることがある」

どうだろう。もちろん程度にもよるが、これくらいの不調は多かれ少なかれ、生きていれば誰にでも経験あるのではないだろうか。

ただ診察室には、「私、雑誌でチェックしたら〝プチうつ〟だと出たんです」と不安げな顔でやって来る女性も実際にいるのだ。彼女たちの中には、たしかに治療が必要なうつ病のケースもときにはあるが、うつ病とは言い切れないちょっとした不調、一過性の落ち込みと考えられる人が含まれている。

その人たちは、もし「プチうつチェック」がなければ病院にやって来ることはなかったはずだ。私はいつもそういう人を診るたびに、「はたしてこうやって病院に来て、〝たしかにうつ病の初期ですね。軽い抗うつ剤を飲んでみましょうか〟と処方されることがこの人にとってプラスなのか」と考え込んでしまう。もちろん、不要な抗うつ剤を処方することはないし、それを服薬することで早めに回復するのであればそれでもよいのだが、もしかするとその人は抗うつ剤を飲まなくても数カ月後には前のように元気になっている可能性もある。うつ病の場合、とくに軽症では時間が経てば自然に回復するケースが多いからだ。

しかし、精神科の病気は血液検査などで白黒つけることができないし、「薬を飲んだ場合、飲まない場合」を一人の人で比べることもできないので、「どちらがよかった」とはっきり判断することは不可能なのだ。

ただ、いずれにしても「プチうつチェック」などによって「患者掘り起こし」が行われ、抗うつ薬の処方件数が増えていることはたしかだろう。そして実際にそういった特集のページをよく見ると、隅のほうに「取材協力・〇〇製薬」などと書かれていることが少なくない。あるいは、チェックリスト自体が製薬会社のホームページからの転用である場合も多い。

つまり、これはとてもわかりにくい形でのいわゆるタイアップ記事なのだ。各製薬会社は１９９０年代にＳＳＲＩと総称される新しい種類の抗うつ薬の発売に踏み切り、そのあたりから莫大な広告費をかけて「あなたもうつ病では」という「患者掘り起こし」を行うことで、多くの人の足をメンタルクリニックに運ばせ、売り上げを上げてきたのだ。

「人見知りや引っ込み思案が薬で治る」と言われたら？

さて、ここまでうつ病の「患者掘り起こし」について書いてきたら、もしかして「でも最近、雑誌であまり〝プチうつチェック〟を見なくなった」と気づいた人がいるかもしれない。そうだとしたらその人はとても鋭い。

実は最近、製薬会社はこのうつ病の患者掘り起こしから手を引きつつある。それは、次のような仕組みによる。

実は新薬には「特許期限」というのがあり、特許の出願日から20年経つと後発医薬品、つまりジェネリック製品の発売が可能になる。ジェネリック製品は開発費をかけなくてももう許可されている医薬品をそのままコピーするだけなので、その分、薬価は格段に安くなる。多くの患者さんは、「まったく同じ成分ならジェネリックで」と希望するだろう。そうすると最初に開発した会社は、莫大な広告費をかけてタイアップ記事などを出しても、もうそれを回収することができなくなる。

そして、ＳＳＲＩは先ほど述べたように１９９０年代に発売が開始された薬であり、この数年で次々に特許が切れ、ジェネリックが売り出されているのだ。いままだジェネリックが〝解禁〟されていないＳＳＲＩやそのバリエーションであるＳＮＲＩというグループの薬は数種類。それを売っている会社はさらなるうつ病の「患者掘り起こし」につとめているが、その人たちがメンタルクリニックに行ったとしても、自社の高い製品ではなくて「似たようなのがあるなら安いジェネリックで」と希望する可能性も高く、広告のコストパフォーマンスはかなり下がっている。

そこで製薬会社が考え出したのは、「ＳＳＲＩをうつ病以外の疾患で使えないか」ということだ。

そして実際に、後に発売されたＳＳＲＩは、効能に「強迫性障害」や「社会不安障害」といった別の疾患を追加することに成功している。たとえば「社会不安障害」の診断基準は次のようなものだ。典型的な4項目をあげてみよう。

A・他者の注視を浴びる可能性のある1つ以上の社交場面に対する、著しい恐怖または不安。例として、社交的なやりとり（例：雑談すること、よく知らない人に会うこと）、見られること（例：食べたり飲んだりすること）、他者の前でなんらかの動作をすること（例：談話をすること）が含まれる

B・その人は、ある振る舞いをするか、または不安症状を見せることが、否定的な評価を受けることになると恐れている（すなわち、恥をかいたり恥ずかしい思いをするだろう、拒絶されたり、他者の迷惑になるだろうこと）

C・その社交的状況はほとんど常に恐怖または不安を誘発する

D・その社交的状況は回避され、または、強い恐怖または不安を感じながら耐え忍ばれる

つまり、人見知りの引っ込み思案、人前で恥をかくのを恐れてその場面を避ける、というのがこの病気の特徴なのだが、どうだろう、多くの日本人は「私もあてはまる」と思うのではないだろうか。実際に、かなり厳密に判断しても、日本人のおよそ100人に一人はこの状態にあると考えられている。

今度はその人たちが、「あなたの人見知りは薬で治ります。いますぐメンタルクリニックへ」と「患者掘り起こし」のターゲットになっているのである。

ほかにも、この「患者掘り起こし」のターゲットになっていると言われる疾患として、「小児の躁うつ病」「脱毛症」「性機能障害」「軽い高コレステロール血症」「ドライアイ」などがある。いずれも、その人の個性なのか疾患なのか、加齢による自然の変化なのか治療すべき病気なのか、判断に迷うようなものだ。

この人たちが、製薬会社とメディアが一体化した「患者掘り起こし」によってどんどんクリニックに向かう。そして、「なんとかしたい」と本人が望むからには医者も治療しようと考え、結果的にその疾患として診断を下し、薬を処方するという「過剰診断」が生じるのだ。

ここで医師の肩を持つわけではないが、医師たちのほとんどは製薬会社からワイロなどをもらって診断をつけ、クスリを処方しているわけではない。繰り返しになるが最近は製薬会社と医師の接触は極端に制限されているし、もし病院に勤めている医師が製薬会社と結託してある特定の診断名を乱発し、必要のないクスリを出していたとなったら、大きな社会問題になってその医師は厚生労働省の「医道審議会」などで厳しい懲罰を受けるだろう。

また、医者自身が金もうけのために過剰診断を行っている、というのもちょっと違うと思う。もちろん、個人で開業しているクリニックなどは多くの患者さんが受診してくれなければ成り立たないが、健康保険での診療は現在、厳しい査定があり、万が一、不当な診断名をつけて診療、投薬などを行っていたら、すぐに審査に引っかかり、保険で支払われた分の返戻を命じられる。つまり故意の過剰診断はほぼできないというのが現実だ。

では、なぜ医者はそれでも「そうですね、あなたは発達障害と言えるでしょう」とグレーゾーンの人にもその診断名をつけてしまうのか。

それはやはり、問題を持つ人を少しでもなんとかしてあげたい、という善意に基づいているのではないだろうか。

過剰診断は、製薬会社やメディアの思惑だけではなく、診断を求める当事者や家族、なんとかしたいと考える医者の善意など、さまざまな要素が絡んで起きてしまう、社会的問題なのだ。

「診断名を求める患者」と「それに応えようとする精神科医」

さて、ここまで主にうつ病に関して過剰診断のからくりを説明してきたが、では発達障害についてはどうなのだろう。

北里大学医学部教授で精神科医の宮岡等氏は、『日経メディカル』の連載コラムで、「近隣の内科医から『うつ病ではないか』と診療を依頼される症例の中に、実はうつ病とはいえない例や、抗うつ薬による治療は必要ないと考えられる例が多いことが以前から気になっていた」が、「最近は、精神科医や企業の産業医から『このこだわりの強さや社会性のなさは、大人の発達障害ではないか』と紹介されることが少なくない」と述べる。（「宮岡等の『精神科医のひとりごと』」、『日経メディカル』２０１８年4月18日配信、http://medical.nikkeibp.co.jp/leaf/mem/pub/series/miyaoka/201804/555698.html）

そして、自閉症スペクトラム（以下、宮岡氏の文章では「ＡＳＤ」との略称が使用されている）を疑われて宮岡氏の外来を受診した例の中に、実は「職場環境を問題にした方が良い例や不適応を起こしやすいパーソナリティーの問題が多い」と言うのだ。

宮岡氏は、この「うつ病ではないか」「発達障害ではないか」と疑われて紹介されるケースに関して「『自殺企図を有する重症うつ病』や、『小児期からＡＳＤの療育を受け、診察室の会話や行動だけでも診断できる典型的なＡＳＤ』を診ている地域の中核病院の精神科医である筆者の立場からいえば、うつ病やＡＳＤと診断する必要はないと思えることが多い」と重ねて述べ、次の重要な指摘を行う。

「また診断がつくとしても、『医療だけでは何もできず、医療が過度に関わるべきではない。できるのは、医療から職場や家庭環境への積極的な働きかけくらいだ』としばしば感じている。」

つまり、診断をつけたとしても何の治療もできないという場合、あえてそうする必要があるだろうか、という問題提起だ。

これに関しては、ここまで述べてきたことからもわかるように、まったく私も同感だ。内科や外科の疾患とは違って、精神科で扱う病や障害の場合、診断名が確定することがすぐに治療につながらない場合がけっこう多い。たとえば「自己愛性パーソナリティ障害」という自分の才能や美貌に際限のない自信を持ち、周囲の人たちを下に見る、という独特のパーソナリティがあるのだが、これなどもそう診断できたからといって特効薬があるわけではない。本人にそう伝えても「障害なわけはない！」と怒り出すか、「やっぱり私は人とは違う病を持つ選ばれた人間なのだ」と自らの特権性にさらに自信を深めて傍若無人に振舞うかだ。そういう場合、本人がまわりとの衝突に悩んでおり、少しでもなんとかしたいと思っているとき、家族などが「ウチの子はどうして扱いづらいのか」と苦しんでいるときなどごく特殊な場合を除いては、たとえDSMでそのガイドラインにあてはまったからといって、それを伝えるかどうかは慎重にならざるをえない。医療全般としては医師が患者に診断名や重症度などを包み隠さず伝えるのがスタンダードになりつつあるとはいえ、こと精神医療に関しては「DSMなどの診断ガイドラインで診断名がつくと考えられるときでも、そうしないデメリットより、そうするメリットのほうが大きい場合に限り、診断名などを告知する」というのがいまだに一般的だと言える。

「しかし」と宮岡氏は言う。

「紹介元の医師は診断がついて医療で何かできると期待しているように思えるし、患者、家族、職場など、周囲の者も医師が診断を付け、明確な対応を示すことを望んでいるように見える。」

これもまた、ここまでの章で説明してきたように、受診者は「診断名を求めている」、発達障害に限って言えば「発達障害という診断名を求めている」のだ。

この「診断名を求める患者」と「それに応えようとする精神科医」の〝阿吽《あうん》の呼吸〟により起きるのが、「発達障害の過剰診断」だ。

製薬会社がいま〝狙う〟のが発達障害

さて、先ほども述べたように、SSRIに代表される抗うつ薬に関しては、現在、次々に特許期限が切れつつあり、製薬会社はそこに巨額のプロモーション代をかけなくなってきたと言われている。

そして、次に〝狙われて〟いるのが発達障害の治療薬の市場なのである。発達障害に関しては、先ほど述べたようにまだその原因が特定されていない。しかし、薬物療法は少しずつ確立しつつある。

自閉症スペクトラムに効果的な薬物はまだ開発されていないが、ADHDに関してはドーパミン、ノルアドレナリンなどの脳内神経伝達物質の不足が関係していることがわかってきており、それらが脳内でうまく循環できるような薬が治療薬として認可を受けている。この薬は現在、「おとなのADHD」に対しての有効性も認められており、いま多くのおとなが「私が仕事を仕上げられないのはADHDだからではないでしょうか？　よいクスリがあると聞きました」と診察室を訪れるようになった。

また、テレビなどのメディアも最近、こぞって「発達障害を理解しよう」といった趣旨の番組を放映したり専用サイトを作ったりしている。これらはもちろん、薬の売り上げのためではなく啓発の目的のキャンペーンであるが、実際には「私もそうかも」と見る人の「疾患掘り起こし」につながり、結果的にはその人たちが受診し、医師が診断し、さらには薬の処方を、となるケースも少なくないはずだ。

「ちょっと待って。もしそれが『疾患掘り起こし』であり、多少の『過剰診断』であったとしても、その可能性があるのなら正しい治療を受けるのは悪いことではないのでは？　とくにその人が子どもの場合、早期診断は早期治療につながるから本人や家族にはメリットしかないと思う」という人もいるかもしれない。ただ、実はこういう衝撃的なレポートがカナダの医学雑誌『Canadian Medical Association journal』に発表された。

カナダ予防ヘルスケア作業部会（ＣＴＦＰＨＣ）は、２０１６年3月に「発達の遅れのスクリーニング」についてのガイドラインを公表した。このガイドラインの対象は、1歳から4歳でこれまで発達の遅れを指摘されたことがなく、両親らが発達の遅れについ懸念を持ったこともない子どもとされた。

しかし、このガイドラインにはちょっと驚くようなことが書かれている。そこには「明らかな症状が出ていない子どもに発達の遅れのスクリーニングを行っても、良い結果につながったという有力な証拠はない」と書かれているのだ。さらに、「自閉症スペクトラム障害など、発達の遅れが認められた1歳から6歳の子どもに治療を行った結果、学校の成績、運動技術、メンタルヘルス、生活の質、生存率、成人時の機能のどれかが改善したという報告はない」と書かれ、さらには「本当は発達の遅れがないのに検査で発達の遅れありと判定されてしまう割合は、検査方法によって16〜22％」にも上るという数字も記されている。これらをまとめて、そのガイドラインはこうすすめている。

「われわれは、1歳から4歳で明らかな発達の遅れの所見がなく、両親と主治医が発達に対して懸念を持っていない子どもに対して、標準化されたツールを使って発達の遅れのスクリーニングを行わないことをすすめます。」

つまり、そのガイドラインは発達の遅れを見つけるための情報が書かれているものではなく、逆に「むやみに発達の遅れの検査はしないほうがよい」と警告を発するためのものなのだ。実は、アメリカからも同様の内容が記されたリポートが発表されている。

日本ではどうだろう。これはカナダなど欧米の話であって、もしかすると日本ではまだまだ発達障害に関する理解が乏しく、本当に診断や医療や療育が必要なのに、それを受けられずにいる子ども、なまけていると思われている子どもも多く、親も〝自分たちの育て方が悪かった〟と悩んでいるのではないだろうか……。たしかにこれも事実だ。後に述べるように、発達障害に関しては実はまだ「疾患掘り起こし」や「過剰診断」を得る段階ではなく、「もっとこの問題に気づいて」と訴える段階なのかもしれない。

しかし、たとえば児童精神科医の平岩幹男氏は、ツイッターでこう言っている。

「実際に診察すると自閉症ではないのにそういわれている方は意外に多いです。私は違うと思えばはっきりと言っています。逆に明らかなのにお茶を濁されている子どもたちも少なくありません。療育（この言葉が適切かどうかは別として）の効果がきたいできるのにと思うこともよくあります。」（２０１７年４月19日）

日本でもすでに、もしかしたらその必要のないのに発達障害と診断され、本人も親もそう思い込んでいる可能性のあるケースがあるのである。

私は、日本はメディアが発達しており、生活レベルも高く、またもともとまじめで本やネットで情報を集め、「クリニックを受診しよう」と言われたらその通りにする人も多いので、実はこの過剰診断がより生じやすいのではないかと思っている。もしこれが情報に弱い人や自分の目の前の生活で手一杯の人であれば、「おたくのお子さんの引っ込み思案は実は発達障害では」と言われてもそれに気づかない、あるいは気づいてもとても専門クリニックを探して受診するゆとりなどない、ということになるだろう。ところが、日本では「とにかく子育てのためには何でもする」というタイプの親も多いため、「もしかしてウチの子も」と情報に敏感に反応し、クリニックの予約日に何度、話し中でも電話をかけまくる、ということになってしまいやすいのである。

6章

発達障害はどこへ向かうのか

——私たちは、どう向き合い、どう考え、どう対処すればよいか

「隠れADHDですね」という診断で、自己肯定感を回復

ごくごく軽度の発達障害、あるいはおとなになってから気づかれた発達障害にも、あえて「発達障害」と診断をつけて治療をする必要があるのだろうか。

さらには、そういう傾向が発達障害ではない人たちにまで、「私って発達障害ではないか」という不安や、さらにはごく一部だが「そうであってほしい」という思いまでを抱かせているのではないか。

ここまでそういう話をしてきた。

もちろん、脳の発達について厳密に検査をする装置などが開発されれば、整理整頓に関した脳の機能の発達に微細な遅れがあるのかもしれない。

しかし、おそらくそれは「誤差範囲」であり、あえて「障害」と診断名をつけるよ

うなものとは考えにくい。しかも、発達障害には現時点では有効な薬物療法などがあるわけではないので、確定診断をつけるのは〝レッテル貼り〟で終わってしまう危険性もある。

とはいえ、「ADHDじゃないんですか？ だとしたら、私はただの〝だらしない女〟ということですか？」と明らかに動揺する女性を見ていると、「障害ではないとわかること＝喜び」ではない場合もある、ということがよくわかる。だとしたら、たとえば「あなたにはおそらく、何らかの発達に関する問題が潜んでいるのでしょう」と伝え、いったん「片づけられない」という問題を「脳の発達のせい」と外在化しておいて——もちろん、脳は自身の一部なので、正確な意味では外在化とは言えないのだが——、「ただ、それはあなたの努力で乗り越えられます」と再度、その問題を引き受けなおすよう促す、というプロセスのほうがより治療的と言えるのではないだろうか。

なぜなら、この人たちの多くは、「思ったように片づけができない」「きちんとしたいのにそうできない」という自分を激しく責め、自己肯定感が著しく低下しているからである。彼女たちにまず必要なのは、自尊感情の回復だとも言える。

実際に精神科医や心理療法家の中には、「女性は〝隠れＡＤＨＤ〟の人が多いんです。『片づけられない』ことに悩んでいる人はその可能性が高いですね」と積極的にこの障害名を口にする人もいる。「あなたの意思が弱いわけではない」と説明することで、彼女たちの自己肯定感の低下を食い止めることができる。そして〝隠れＡＤＨＤ〟といった新たな同一性を与えられることで、それをよりどころに「まずはできるところから」と目の前の家事や仕事に取り組むこともできるだろう。その結果、若干でも整理整頓が進めば、自己肯定感はさらに回復する。そういう効果があるのであれば、成人型発達障害の診断ガイドラインが確立するまでのあいだは、〝隠れＡＤＨＤ〟とか〝ごく軽度のＡＤＨＤ〟といった診断名をあえて使うのも悪くないことなのであろうか。それとも、それはやはり科学的な厳密性を無視したごまかしにしかすぎないのだろうか。

障害ではない。でもたくさんの〝困りごと〟を抱えている人たち

ここで再び登場するのが、「グレーゾーン」という便利ではあるがやっかいな言葉である。

とくに発達障害については、その診断がつくかどうか判定が微妙である人に対して、たとえば「ＡＤＨＤとは確定できませんが、まあグレーゾーンですね」といった説明がされがちだ。より具体的に言えば、「たしかにその障害の傾向はあるものの、診断ガイドラインに当てはまるわけではない人」や「一人で受診し、子ども時代どうだったかの情報がわかりにくい人」などが「グレーゾーンですね」と言われることが多いだろう。

ツイッターで発達障害をはじめとする子どもの心理や教育にかかわる情報を日々、

発信している児童精神科医の「ａｆｃｐ」氏が、最近、この「グレーゾーン」にあたる問題に関して興味深いことをつぶやいていた。

「流れていくツイートを見ていると思うこと。一つ一つのいわゆる障害特性は小さく、誰にでもあるように見えても、同じ特性が高い頻度、程度で生活に影響したり、複数の特性が重複したりすると、その様相が変わって困り方にも相加、相乗効果が出てくる。」

つまり、たとえば「少々、片づけられないなんて、誰でも同じだよ」とＡＤＨＤという診断名をつけずにおいたとしても、本人は何らかの「困りごと」を抱えていることは確かだ。しかし、本人が「片づけられないし、その上、人の話も聞けないし、注意も散漫」などいろいろな「困りごと」がちょっとずつある場合はどうだろう。さらに、「一つのことにこだわってしまう」といった自閉症スペクトラムを思わせる訴えもあったとしよう。すると、どの診断もつかず、いわゆる「グレーゾーンですね」ということになる可能性がある。ただ、「片づけだけがとにかく苦手で」というグレーゾーンと、その他いくつかの傾向があり、さらに「こだわり」までがあるグレーゾーンでは〝困り度〟が違うのは明らかだ。

「ａｆｃｐ」氏は、こういった人に対して安易に「ああ、誰でもあることですよ」などと言うのは危険だとする。そのあたりのツイートを引用させてもらおう。

「結局言いたいことは、いわゆる障害特性や診断名には、相加的、相乗的な効果があるので、一つ一つを取り出して『誰にでもある』と言ってしまうのは、あまり困り方の実態にはあわないよ、と言うこと。これは意識しておけると、いろいろものごとが考えやすい、と思う。（以上、原文ママ）」

「なので現状のＤＳＭ－５なんかで、一つの疾患の診断基準だけを取り出してどうのこうの言うのは、臨床的、現場的にはいまいちナンセンス。併存症の診断や除外ができているかどうかが重要になるのが『診断基準体系』であることの意味。ここはやはり専門家でないと難しい。」（ａｆｃｐ氏　https://twitter.com/afcp_01　5月5日のツイートより）

逆に、同じく児童精神科医の本田秀夫氏は、その著書『自閉症スペクトラム　10人に1人が抱える「生きづらさ」の正体』（ＳＢ新書〈２０１３〉）の中で、自閉症スペクトラム障害から「非障害自閉症スペクトラム」を分けて考えることを提唱している。本田氏は、「障害」という言葉を「生物学的な異常」「機能の異常」「生活の支障」の3種類に分けて、行政が支援の対象とする「障害」は「生活の支障」を来たすものを指すと考えるのだ。では、そこまではない人たちは問題がないのかというと、それは違う。

タイトルにもあるように、実は「生活の支障」まではないが人づきあいなどにおいて何らかの「困りごと」があり、その背後にはおそらくなんらかの生物学的な異常もあると考えられる、「非障害型自閉症スペクトラム」の人たちは大勢いる。その人たちは基本的にはまじめで素直な人たちであり、周囲の無理解や大きな変化に直面したときに「生きづらさ」が前面に出てくるというのだ。

アマゾンなどの読者レビューを見ると、「これまで生きづらいと思っていたけれど、本書を読んでこれだったのだとわかり、勇気づけられた」といった肯定的な評価が非常に多い。

そう考えると、「グレーゾーン」の中でもさまざまな段階があるだろうが、とくに「困りごと」の程度が強い人、はっきり確定診断はできないが「かなり発達障害に近い」というケースについては、「どこもなんでもないですよ」「誰にでもある問題ですよ」ではなく、「医学的にはグレーゾーンですが、けっこう多くの〝困りごと〟を抱えているようですからこれからいろいろ相談していきましょう」と医療を継続したり、支援の場につないだりすることが必要になると思われる。

〝ただの人〟でいたくない。強烈な個性がほしい

ただそれでも残る問題がある。それは、「困りごとの程度が重い、あるいは範囲が広

い」とも思えないが、「とにかく本人が何らかの〝名づけ〟を求めている」というケースだ。もちろん診断的には「発達障害ではないし、グレーゾーンにも入りませんね」ですむかもしれないが、その人たちもまた「生きづらい」と思っていることはたしかなのだ。ここからは、発達障害を離れて、その問題について考えてみよう。

「ADHDでもアスペルガーでもありません」と伝えると失望する人たちの中には、別の心理も隠れているように思う。それは、「何らかの個性的な同一性がほしい」という欲求だ。

たとえばネットの世界には、主に女性たちが自分の部屋がいかに乱雑かを自慢し合う「汚部屋ブログ」と呼ばれるジャンルがある。女性にとって「部屋が汚い」というのはかなりのマイナス要素だと思うが、そのブログはどれもかなりの人気なのだという。

しかも、コメントをつける人のほとんどは、ののしったりあきれたりではなく、少なくとも表面上はやさしい励ましや共感のことばを書き連ねているのだという。これも、マイナス要素がプロフィールの強烈な核となっているケースだと思う。

かつて筆者は、「汚部屋ブログ」の取材をしていた女性新聞記者と話したことがある。彼女によると、汚い自室の写真を公開している女性たちに会うと、そのほとんどは「これを機会に本気できれいに片づけたいと思っていた」とその動機を語るのだという。そして、読者からの「がんばって！」「私の部屋も汚かったけれど、少しずつ片づければ大丈夫」といった励ましを受けて、実際に少しずつ片づけ始めるのだそうだ。しかし、しばらく片づけたところで、彼女たちの中に葛藤が生まれる。この部屋が本当に片づいてしまったら、もうそこは「汚部屋」ではなくなり、ブログを書くこともできない。

実際に記者が取材をした中には、「部屋を片づければ片づけるほどアクセス数がどんどん減っていき、とても寂しくなった」と正直に語る人もいたという。また、「部屋は片づいたけれど、借金があるんです」などテーマを別のさらに強烈なマイナス要素に変えて、ブログを続ける人も少なくないという。「汚部屋」だからこそ注目され、同情されていたのに、そこから脱出することでもう〝ただの人〟になってしまう、というわば「平凡恐怖」は、彼女たちにとっても想像していたよりずっと大きかったのではないか。

現代社会では、「平凡である」「どこにでもいる人間である」というのは、生きる価値がないに等しいほどつらいことである。だとしたら、たとえ「発達障害」と「障害」と名がつけられてもよいので、ほかの誰とも違う同一性がほしい。それも難しければ「汚部屋住人」でもよい。

そういう人たちにとっては、「ＡＤＨＤ」や「アスペルガー症候群」はまたとない〝個性〟である。

しかし、この人たちが前半で紹介した「自覚のない人」とはまったく逆で、「いくら自覚していても、実はその診断にはあてはまらない人」であるとは何とも皮肉な話である。

発達障害じゃなくても大丈夫

ここまで、とくに「おとなの軽度の発達障害」について、その問題点に着目して話をしてきた。

繰り返しになるが、私は「発達障害なんてないんだ」とか「すべての人がそう思い込んでいるだけだ」と批判したいわけではまったくない。また、私自身、児童精神医学の専門家ではなく、その診断を厳密につけられるわけではない。先に述べた「グレーゾーン」にあてはまり、とくに「困りごと」が多い人に対しては、昭和大学附属烏山病院などの専門機関を受診するように伝える。しかし、そこで返ってくるのは「予約が取れないんですよ」という言葉であることもすでに伝えた通りだ。

ただ、その「専門機関の予約が取れない」という問題は、これからさまざまな対策によって解決に近づくかもしれない。専門家を増やすとか、発達障害を血液検査や脳画像診断などで判定できるバイオマーカーが見つかるとか、まだ先になるがＡＩ（人工知能）によりかなり正確な診断が可能になるとか、とにかく今のように「予約の電話がつながらない」「つながったけど半年先と言われた」という状況は改善の可能性がある。

しかし、それでもまだ残るのは、私から見ても明らかに「発達障害とは思えない」「グレーゾーンかもしれないが、限りなく健常に近いグレーゾーン」という人が、「私、発達障害ではないでしょうか」と受診に来る、という問題だ。しかも、これも繰り返しになるが、その人たちはどちらかというと「大丈夫ですよ」ではなくて、「そうですね。実は発達障害です」と言ってもらうことを望んで受診している。

このように、自分がその時代のトレンド（という言葉は誤解を招くかもしれないが、話題になっているという意味だと考えてほしい）の精神疾患ではないか、と受診に来る人たちの存在は、けっこう前から知られていた。

私がその存在を強く意識したのは、今から25年以上も前、１９９２年にダニエル・キイスのノンフィクション『24人のビリー・ミリガン』が早川書房から翻訳されて上・下巻で発刊され、ベストセラーになったときのことだった。ビリー・ミリガンは多重人格（精神医学的には解離性同一性障害と呼ばれる）だが、当時、私は病院の先輩に「この疾患は一生、精神科医をやっていて一人出会うかどうか、というくらい少ない」と教わっていた。

ところが、ビリー・ミリガンの話が多くの人に知られるようになると、診察室に「私、多重人格だと思うのですが」と自己申告する患者さんがポツリポツリとやって来るようになったのだ。解離性同一性障害は、別の人格つまり交代人格が現れるときに、もともとの人格の意識は完全に途絶え、記憶も残らないというのがポイントだ。本人はその自覚がないのに、まったく別のキャラクターになって話したり行動したりして、まわりの人はビックリする。そして、オリジナルの人格に戻ったときに「あなた、さっき男みたいに話してたよ」などと言われて、「まったく覚えていない……」となるのだ。

診察室に訪れる「私、多重人格かも」と訴える人たちは、そうではなくて「別の人格になり替わっているのを覚えている」ということが多かった。それだけでも「そうじゃないのでは」と疑わしくなるのだが、かといって少しでも記憶や自覚があればそうではない、という保証もない。「自分でコントロールできないんです。私の中に棲んでいるもう一人の狂暴な私が出てきて親に暴言を吐いてしまう……」と真剣に話す人たちも、自分なりの〝困りごと〟を抱えていることは確かなのだろう。

それに加えて、もう少しはっきりと「多重人格になりたい人」もやって来た。ダニエル・キイスが描くビリー・ミリガンは、外国語を操る人格やアーティスト人格になってしまうこともある。ある意味で、私たちの「ある朝、目覚めたらピアノが弾けるようになってたらいいのに」といった無邪気な空想が実現したようなところもあるのだ。「私、多重人格ですよね？　きっとそうですよね？」とその診断を積極的に望んでいる人の中には、「多重人格だということになれば、きっと才能のある人格や個性的で魅力的な人格も潜んでいるに違いない」というあこがれに似た思いが感じられた。

いまは「発達障害」にも、その傾向がないとは言えない。私はそう思うのだ。成毛眞さん、勝間和代さんなどいまの時代を代表する起業家たちが「私はＡＤＨＤではないか」と言っていて、成毛さんは『発達障害は最強の武器である』（ＳＢ新書〈２０１８〉）という本まで書いている。また堀江貴文さんも『多動力』（幻冬舎〈２０１７〉）という本で、自分は落ち着きがなく動き回る傾向が昔からあり、だからこそ大きな成功を収めたと書いているのだ。

堀江さんは、自身のホームページで投資家の村上世彰さんと対談し、こう言っている。

堀江　これまでずっと批判されてきたわけですよ。落ち着きがないとか、飽きっぽいとか。多動性なんちゃら障害みたいな、ＡＤＨＤとか言われたりして。

村上　薬まで飲まされて。

堀江　そう。そういうふうなことを言われていたわけだけど、よくよく考えてみたら別にそれでいいじゃないって。子どもなんて生まれた時はみんな多動力だよね、っていうふうに言葉の力でポジティブに考えられる人がすごい増えたんですよ。っていうことは、猪子くんも同じことを考えているんだけど、ボーダーがなくなる世界を作っていけば、古い企業の体質なんて自然に崩壊していくというか。

（「堀江貴文×村上世彰対談　vol.6」、HORIEMON.COM　2017年7月4日より引用）

こういった発言を読んでいると、なんだかＩＴの世界で成功するにはＡＤＨＤであることが必須、という気さえしてくる。

自閉症スペクトラム障害の中でもかつてアスペルガー症候群と呼ばれたグループについては、ここに書ききれないくらい大勢の有名人が「私もそうです」と名乗りをあげたり、まわりからその可能性が大きいのではと言われたりしている。五月雨式に名前をあげると、スティーブン・スピルバーグ、ビル・ゲイツ、スティーブ・ジョブズ、過去の有名人ではエジソン、アインシュタインなどの名前もあがる。映画『シャイン』のモデルにもなった天才ピアニストのヘルフゴットや歌手のスーザン・ボイルもそうだと言われている。

また、これは正式な医学用語ではないのだが、自閉症スペクトラム障害のうち、とくに突出した才能を持っている人を「サヴァン症候群」と呼ぶこともある。この人たちは、一度読んだ本の内容を完璧に覚えてしまったり、「音に色を感じる」「風に味覚を感じる」などふつうとは違う共感覚と呼ばれる知覚や絶対音感があったりするために、周囲からは「変人だが天才だ」と思われることも少なくない。発想も常識にとらわれずユニークなので、「社会を変革するのはサヴァン症候群の人たちだ」と言い切る人さえいる。

こうやって見てくると、発達障害は「困りごとを抱えた人」というより、だんだん「特別な能力が与えられた人」とポジティブなものに思えてくるのではないだろうか。実際に、主にこの発達障害の人たちを指して、「gifted（天から才能を与えられた特別な人〉」と呼ぶこともある。

ただ、もちろんこれは発達障害のごく一部の側面でしかなく、ここまで名前をあげてきた人たちは、たしかに発達障害と診断されたりその傾向が強かったりもするが、それ以上に仕事をこなす能力や芸術家としてのスキルやセンスが目立つから、社会的に成功を収めることができたのだ。全体を見れば、「社会的に成功していない発達障害」の人たちがずっと多いのは言うまでもない。

それにもかかわらず、この「成功した発達障害」の人たちへの注目度があまりに高いため、先ほどの「多重人格にあこがれた人たち」と同じような理由で「発達障害になりたがる人たち」が現れ始めたのだ。この人たちは、その診断を受けることでたとえば障害年金を受給したいといった世俗的な利益を得ようとしているのではない。先にも述べたように、「誰でもない私」でいることに耐えられなくなった人、「何か私にもほかの人と違った特別な個性や能力があるのではないか」という空想を捨てきれない人が、「私、発達障害だと思うんです」と自己申告しながら診察室にやって来る。

そこでもしかしたら医師の私は、「冗談じゃない！　本当にその障害を持っている人は困りごとや生きづらさを抱えて、どんなに苦労しているか。重症な人はずっと施設に入所していて、家族だってたいへんなのに」と叱りつけるべきかもしれない。

しかし、私は多重人格のときにもそうだったように、その人たちを叱ることはできない。逆に、「何者かでなければならない」「たとえ〝障害〟と診断されてもいいから、特別な自分でいたい」という彼らと彼らを取り巻くいまの社会の〝自分さがし願望〟の強さに心から同情して、こう言うのだ。

――あなたは、ＡＤＨＤでも自閉症スペクトラム障害でもありません。つまり発達障害ではありませんよ。……でも、大丈夫です。発達障害ではなくても、あなたはあなたです。平凡なのはすばらしいことじゃないですか。自分に自信を持って生きて行ってください。

おわりに――誰だって世界に二人といない「かけがえのない自分」

発達障害をめぐるあれこれについて、いま思っていることを率直に書いた。

冒頭でも書いたように、これは「発達障害そのもの」についての入門書ではなく、「発達障害を取り巻く医療の問題と世間の問題」について書いたものだ。

実際にこの障害を抱えて支援を受け、社会や施設で懸命に生きる当事者や家族を批判するものではまったくないことを、重ねて強調しておきたい。

「何者かでいたい」という私たちの欲望は、とくにこの現代社会、根深くてキリがない。もちろん「スターとして注目を集めたい」「作家になって多くの人を感動させたい」といった前向きな夢や願望もあるが、これはなかなかかなうものではない。

そういう人たちの一部がいま、メンタルクリニックを受診し、「私に病名をつけてください」と言っているように思うのだ。その人たちは社会全体から見るとごく一部だが、そこに集約されているいまの社会の問題は、そう簡単には解決できない気がする。

本書は、元ＳＢクリエイティブの斎藤順さんの企画で始まったもので、執筆から完成までは同社の美野晴代さんにお世話になった。二人の大胆な発想に、こちらはときとして「いや、それを書くと誤解されるのでは」と防戦に転じることもあったのだが、最終的には「いま」の世の中をある角度から語るものになった気がする。心から感謝を伝えたい。

本文にも書いたが、発達障害について基礎的なことなどを知りたい人は、ぜひこの分野の専門家である岩波明氏の『発達障害』（文春新書）や、精神科医・本田秀夫氏の『自閉症スペクトラム　10人に1人が抱える「生きづらさ」の正体』（ＳＢ新書）を読んでもらいたい。
発達障害の人も、そうでない人も、誰だって世界に二人といない、かけがえのない自分なのだ。すべての人がそういう手ごたえを持って生きて行ける世の中になることを、心から願っている。

精神科医　香山リカ

2018年6月

著者略歴

香山リカ（かやま・りか）

1960年北海道生まれ。精神科医。東京医科大卒。立教大学現代心理学部映像身体学科教授。豊富な臨床経験を生かして、現代人の心の問題を中心にさまざまなメディアで発言を続けている。専門は精神病理学。
連載・レギュラー：北海道新聞（ふわっとライフ）、毎日新聞（ココロの万華鏡）、創（「こころの時代」解体新書）。
『しがみつかない生き方』（幻冬舎新書）、『「私はうつ」と言いたがる人たち』（PHP新書）、『多重化するリアル―心と社会の解離論』（ちくま文庫）、『「わかってもらいたい」という病』（廣済堂出版）など著書多数。

【大活字版】

「発達障害《はったつしょうがい》」と言《い》いたがる人《ひと》たち

2019年11月15日　初版第1刷発行

著　者　香山《かやま》リカ

発行者　小川 淳

発行所　SBクリエイティブ株式会社
〒106-0032　東京都港区六本木2-4-5
電話：03-5549-1201（営業部）

装　幀　長坂勇司

組版・図版作成　株式会社キャップス

印刷・製本　大日本印刷株式会社

落丁本、乱丁本は小社営業部にてお取り替えいたします。定価はカバーに記載されております。本書の内容に関するご質問等は、小社学芸書籍編集部まで必ず書面にてご連絡いただきますようお願いいたします。

本書は以下の書籍の同一内容、大活字版です
SB新書「「発達障害」と言いたがる人たち」

ISBN 978-4-8156-0220-8